30 天有效改善
颈肩腰腿痛

陈小砖 原晓强 主编

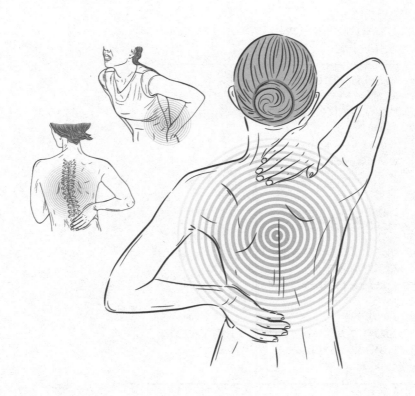

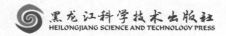

黑龙江科学技术出版社
HEILONGJIANG SCIENCE AND TECHNOLOGY PRESS

图书在版编目（ＣＩＰ）数据

30 天有效改善颈肩腰腿痛 / 陈小砖，原晓强主编
. -- 哈尔滨：黑龙江科学技术出版社，2023.7
ISBN 978-7-5719-2055-5

Ⅰ . ① 3… Ⅱ . ①陈… ②原… Ⅲ . ①颈肩痛—诊疗②
腰腿痛—诊疗 Ⅳ . ① R681.5

中国国家版本馆 CIP 数据核字 (2023) 第 111439 号

30天有效改善颈肩腰腿痛
30TIAN YOUXIAO GAISHAN JING-JIAN-YAO-TUITONG
陈小砖　原晓强　主编

出　　版	黑龙江科学技术出版社
出 版 人	薛方闻
地　　址	哈尔滨市南岗区公安街 70-2 号
邮　　编	150007
电　　话	（0451）53642106
网　　址	www.lkcbs.cn

责任编辑	马远洋
设　　计	深圳·弘艺文化 HONGYI CULTURE
印　　刷	哈尔滨市石桥印务有限公司
发　　行	全国新华书店
开　　本	710 mm × 1000 mm　1 / 16
印　　张	15.25
字　　数	160 千字
版次印次	2023 年 7 月第 1 版　2023 年 7 月第 1 次
书　　号	ISBN 978-7-5719-2055-5
定　　价	45.00 元

PREFACE 序言

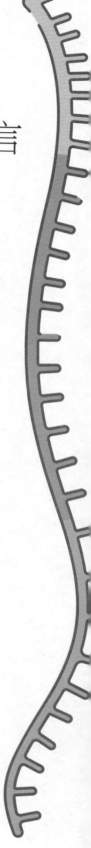

随着现代生活节奏的加快，很多人的工作强度也越来越大，颈肩腰腿痛早已不再是一种身体功能老化的现象，而成了现代人的一种常见的"时尚"病。种种原因造成了颈肩腰腿病患者人数急剧增长，而且越来越年轻化。

颈肩腰腿痛并不是一种独立的疾病，而是一组可以引起颈肩腰腿部疼痛的脊柱、软组织和神经疾患的总称。慢性颈肩腰腿痛发病率高、根治难，严重危害人们的健康。虽然大多数颈肩腰腿痛患者不需要住院或者手术治疗，但它已经足以危害患者的身体和心理健康，影响正常的工作、学习和休息，而且很难完全治愈，给患者带来痛苦，也让医生感到棘手。

颈肩腰腿病的频繁出现，跟日常各种行为和姿势都有关系。我们的骨骼时时刻刻都在承受着各种压力，正是由于这些压力的急剧增加或累积才造成了颈肩腰腿病。很多疼痛都不是突然发生的，通常带有沉重感、无力感，使人觉得疲惫、倦怠，这基本上都是在长期累积下形成的，比如常年保持同样的姿势，或是身体功能伴随年纪增长而产生变化，或是人的体质原因等。

现在健康养生的观念越来越普及，人们开始更多地选择中医治疗。颈肩腰腿疼痛属于中医"痛证""腰腿痛""痹证"范畴，可以通过推拿、正骨、理筋、针灸、中药内服或外敷、药膳、保健操等方式，来调和气血、疏通经络、纠正关节错位、改善体内代谢，从而达到防病治病的目的。我们国家在 2020 年提出碳达峰、碳中和的"双碳"计划，实际上我们人体中也存在不同程度的"碳达峰"状态，中医技术因为方法简单、疗效显著、无毒副作用，利用中医技术进行人体"碳中和"是个很好的办法，所以越来越受到人们的青睐和推崇。

本书详细介绍了颈肩部、腰部和腿部的生理结构，以及一些常见疾病的防治方法，包括推拿按摩、艾灸、药膳食疗、运动康复疗法等，不仅简单易学，而且非常实用，对一些常见的颈肩腰腿病都有很好的疗效。

在这里需要提醒大家注意，推拿正骨、按摩、针灸、艾灸等方法要遵循医嘱，在专业医师的指导下进行。文中涉及的运动康复训练强度及次数仅为参考，实际训练计划需要根据患者的具体伤病及体能情况，由专业人员评定后再制定。愿每个人都能祛除病痛，一生健康。

CONTENTS 目录

第二章
常见颈肩病症预防和护理

第三章
常见腰部病症预防和护理

第四章

常见腿部疾病预防和护理

第五章

骨质增生与骨质疏松症

第六章

拉筋运动，有效缓解颈肩腰腿痛

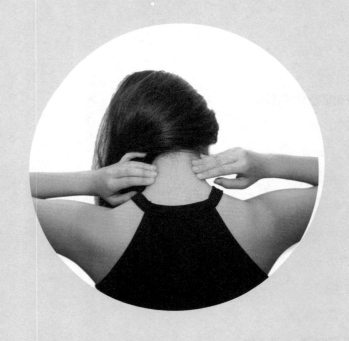

生活中处处皆可见的现象：

伏案工作者经常脖子酸痛，

体力劳动者经常肩部、腰部疼痛，

开车一族经常腰痛，

人民教师经常颈肩痛、腰背痛……

颈肩腰腿痛在我们身边非常普遍，这些疼痛其实与大家的"骨筋肉"息息相关。

第一章

关于颈肩腰腿痛，你要知道这些

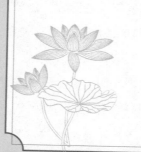

01 骨筋肉与颈肩腰腿痛

骨筋肉之间的"秘密"

生活中，我们经常说"伤筋动骨""筋骨相连""打断骨头连着筋"等。这说明筋肉与骨头常常是伴行的，骨头被肌肉包裹着，它们的功能与结构相互作用、相互影响，密不可分，相辅相成。在强健的肌肉下，不可能没有强健的骨骼；反之，没有强健的骨骼也无法拥有强健的肌肉。

结构上，肌肉就像是骨头的"保镖"。强壮的肌肉可以稳定骨头，缓冲骨头承受的外界冲击力，保持人体平衡，减少发生跌倒的概率。同时骨头又给肌肉提供附着点，在肌肉运动时给予支撑，以此提高肌肉的强度。

功能上，肌肉就像是骨头的"教练"。例如，有些年轻人的骨头比钢铁还坚硬，而另一些年轻人的骨头却比老年人还脆弱，造成这一现象的主要原因除了遗传因素，还与经常运动锻炼肌肉、增强骨质有关系。

运动上，运动时肌肉反复收缩，而这种收缩会变成一种良性刺激作用在骨头上。如果骨头长期多次受这种应力作用，就会变得越来越坚实，不易疏松。就好像铸钢铁一样，经过反复敲打的钢铁会异常坚固，牢不可摧。

"千金难买老来瘦"是一句备受大家信奉的名言，可这个"瘦"绝不是瘦成皮包骨，而是指减少身体的脂肪含量，增加体内肌肉的含量。而如果人们在年老的时候缺乏锻炼，肌肉易衰退，脂肪含量过多，就容易导致人体骨质疏松，肌肉不给力，骨头很受伤，不够坚硬，容易骨折。

中医对骨筋关系的认识

中医认为，人体是由皮肉、筋骨、脏腑、经络、气血与津液等共同组成的一个有机整体，人体生命活动主要是脏腑功能的反映，脏腑功能的物质基础是气血、津液。脏腑各有不同的生理功能，通过经络联系全身的皮肉筋骨等组织，构成复杂的生命活动，它们之间保持着相对的平衡，互相联系、互相依存、互相制约，无论在生理活动还是在病理变化方面都有着不可分割的联系。因此，骨伤病的发生和发展与皮肉筋骨、脏腑经络、气血津液等都有密切的关系。

外伤疾患多由于皮肉筋骨损伤而引起气血瘀滞、经络阻塞、津液亏损，或瘀血邪毒由表入里，而导致脏腑不和，也可能由于脏腑不和由里达表引起经络、气血、津液病变，导致皮肉筋骨病损。明代薛己在《正体类要》序文中指出："肢体损于外，则气血伤于内，营卫有所不贯，脏腑由之不和。"说明人体的皮肉筋骨在遭受到外力的损伤时，可进而影响到体内，引起气血、营卫、脏腑等一系列的功能紊乱，外伤与内损、局部与整体之间是相互作用、相互影响的。因此，在外伤的辨证论治过程中，均应从整体观念加以分析，既要辨治局部皮肉筋骨的外伤，又要对外伤引起的气血、津液、脏腑、经络功能的病理生理变化加以综合分析，这样才能正确认识损伤的本质和病理现象的因果关系。这种局部与整体的统一观，是中医骨伤科治疗损伤疾患的原则之一。

皮肉筋骨的生理功能

皮肉为人之外壁，内充卫气，人之卫外者全赖卫气。肺主气，达于三焦，外循肌肉，充于皮毛，如室之有壁、屋之有墙，故《灵枢·经脉》曰："肉为墙。"

筋是筋络、筋膜、肌腱、韧带、肌肉、关节囊、关节软骨等组织的总称。筋的主要功用是连属关节、络缀形体，主司关节运动。《灵枢·经脉》曰："筋为刚。"说明筋的功能坚劲刚强，能约束骨骼。《素问·五脏生成》曰："诸筋者，皆属于节。"说明人体的筋都附着于骨上，大筋联络关节，小筋附于骨外。因此，筋病多影响肢体的活动。

骨属于奇恒之腑，《灵枢·经脉》曰："骨为干。"《素问·痿论》曰："肾主身之骨髓。"《素问·脉要精微论》又曰："骨者，髓之府，不能久立，行则振掉，骨将惫矣。"这些都指出了骨的作用，不但为立身之主干，还内藏精髓，与肾气有密切关系，肾藏精、精生髓、髓养骨，合骨者肾也，故肾气的充盈与否能影响骨的成长、壮健与再生。反之，骨受损伤，可累及肾，二者互为影响。

肢体的运动有赖于筋骨，而筋骨离不开气血的温煦濡养，气血化生，濡养充足，筋骨功能才可劲强；筋骨又是肝肾的外合，肝血充盈，肾精充足，则筋劲骨强。

损伤与皮肉筋骨的关系

皮肉筋骨的损伤在骨伤科疾患中最为多见，一般分为"伤皮肉""伤筋""伤骨"，但又互有联系。

伤皮肉： 伤病的发生，或破其皮肉，犹壁之有穴，墙之有窦，无异门户洞开，易使外邪侵入；或气血瘀滞逆于肉理，则因营气不从，郁而化热，以致瘀热为毒；或肺气不固，脾虚不运，则卫外阳气不能熏泽皮毛，脾不能为胃运行津液，而致皮肉濡养缺乏，引起肢体痿弱或功能障碍。损伤引起血脉受压，营卫运行滞涩，则筋肉得不到气血濡养，导致肢体麻木不仁、挛缩畸形。局部皮肉组织受邪毒感染，营卫运行功能受阻，气血凝滞，继而郁热化火，酿而成脓，出现局部红、肿、热、痛等症状。若皮肉破损引起破伤风，可导致肝风内动，出现张口困难、牙关紧闭、角弓反张和抽搐等症状。

伤筋： 一般来说，筋急则拘挛，筋弛则痿弱不用。凡跌打损伤，筋每首当其冲，受伤机会最多。在临床上，凡扭伤、挫伤后，可致筋肉损伤，局部肿痛、青紫，关节屈伸不利。即使在"伤骨"的病症中，如骨折时，由于筋附着于骨的表面，筋亦往往首先受伤；关节脱位时，关节四周筋膜多有破损。所以，在治疗骨折、脱位时都应考虑筋伤的因素。慢性的劳损亦可导致筋的损伤，如"久行伤筋"，说明久行过度疲劳，可致筋的损伤。临床上筋伤机会甚多，其症候表现、病理变化复杂多端，如筋急、筋缓、筋缩、筋挛、筋痿、筋结、筋惕等，宜细审察之。

伤骨： 在骨伤科疾患中所见的"伤骨"病症，包括骨折、脱位，多因直接暴力或间接暴力所引起。凡伤后出现肿胀、疼痛、活动功能障碍，并可因骨折位置的改变而有畸形、骨擦音、异常活动等为伤骨；如因关节脱位，骨的位置不正常，使附着之筋紧张而出现弹性固定等为伤筋。但伤骨不会是单纯性的孤立的损伤。如上所述，损骨能伤筋，伤筋亦能损骨，筋骨的损伤必然累及气血伤于内，因脉络受损，气滞血瘀，为肿为痛。《灵枢·本藏》指出："是故血和则经脉流行，营复阴阳，筋骨劲强，关节清利矣。"所以治疗伤骨时，必须行气消瘀，以纠正气滞血瘀的病理变化。

伤筋损骨还可危及肝肾精气，《备急千金要方》曰："肾应骨，骨与肾合。""肝应筋，筋与肝合。"肝肾精气充足，可促使肢体骨骼强壮有力。因此，伤后如能注意调补肝肾，充分发挥精生骨髓的作用，就能促进筋骨修复。《素问·宣明五气》指出五脏所主除"肝主筋"外，还有"肾主骨"，五劳所伤除"久行伤筋"外，还有"久立伤骨"，说明过度疲劳也能使人体筋骨受伤，如临床所见的跖骨疲劳骨折等。

七大伤骨姿势要尽量避免

生活中很多常见的不良姿势会在不知不觉中加速骨骼的老化，这些姿势不仅会诱发诸多的健康问题，还可能导致身材变形。下面就为大家介绍常见的七大伤骨姿势。

低头玩手机

长时间低头玩手机，颈椎往往会承受更多的重量。颈椎弯曲度越高，承受重量也越大，有时甚至可达23千克，约为垂直时的3倍。现代人喜欢低头玩手机，久而久之就会损伤脊旁肌肉，导致肩颈肌肉酸痛，诱发颈椎病。长时间伏案工作、用电脑的人也会遇到这些问题。

看手机的时候最好保持手机与视线齐平或稍低，不要含胸驼背，尽可能保持头部挺直，看手机的时间最好不要超过15分钟。上班族要养成工作1小时左右就起身活动的习惯，可以站起来做一做扩胸运动、耸肩运动，会收到很好的放松效果。

跷二郎腿

跷二郎腿是很多人的习惯，一般跷二郎腿的人都会有一个切身体会，就是时间久了，一侧腿会麻木，这是因为过度绷紧的肌肉血运不畅，神经长时间牵拉受压。从骨科的角度来看，跷二郎腿会导致脊柱两旁肌肉受力不均，往往一侧过紧，另一侧过度松弛，久之会造成肌肉酸痛，甚至椎间盘向侧方突出。

保持正确坐姿，尽量不要跷二郎腿。如果一时改不了，每次跷腿别超过10分钟。

背单肩包

背单肩背包时，为了防止肩带滑落，我们常常会把这一侧的肩膀向上挺一下，并且向内用力。长此以往，脊柱可能发生侧弯，造成肩膀酸痛、高低肩等问题。尤其是处于骨骼生长发育阶段的学生，更容易受到影响。

对学生而言，由于课本沉重，上下学最好背双肩包。成年人在上下班路途较近的情况下可以背单肩包，但是不要总用一侧肩膀背包，可以两侧交替；如果路途较远，还是选择背双肩包。

窝在沙发里

很多人喜欢回家后就窝在沙发里或床上看电视、玩手机，这或许能让人放松身心，但这种姿势对骨头来说却是异常煎熬。半卧位时，由于腰椎缺乏足够支撑，原有正常生理曲度被迫发生改变，长此以往，可能会导致脊柱侧弯、肌肉慢性劳损等疾病，严重者甚至会诱发颈椎病和腰椎间盘突出。

正确的坐姿是含胸收腹、腰背挺直，小腿与大腿呈90°角。可以稍微后倾，但是尽量不要前倾。购买沙发的时候，尽量选择质地偏硬的，最好不要坐上去就陷进去；在床上或沙发上休息时，腰后最好加个靠枕，这样更有利于腰椎放松。

趴着午睡

由于时间和空间的限制，很多上班族和学生习惯中午趴在桌子上打盹。

趴着午睡不利于颈椎保持生理弧度，可能导致颈椎问题。如果你本身就有背痛或颈痛，就更不能趴着睡了。因此，午休时最好平躺，如果条件实在不允许，可以坐在椅子上，在腰后垫个垫子，身体微微往后仰，简单休息一会儿即可。

夹着手机打电话

繁忙的办公室里常常有人一边打电话一边记录或查找资料，这时就会出现将手机或者电话夹在头和脖子之间的情况。这种姿势会导致颈椎双侧肌肉群受力不均，一侧紧绷，另一侧则受到过度牵拉。久之，会造成颈旁肌肉酸痛、僵硬，埋下颈椎病的隐患。

接电话时最好手持电话，每隔几分钟两手交替，避免一侧肌肉过度紧绷。

稍息姿势站立

站姿不仅影响形象，还与健康直接相关。很多人喜欢稍息站姿，把身体重心放在一条腿上，这种站姿短时间内可以放松身体，但若长时间如此，会因腰椎两侧受力不均导致骨盆歪曲、脊柱弯曲，导致腰背疼痛等一系列问题的出现。正确的站姿会让你更健康，站立时做到挺胸、抬头、双臂自然下垂，让全身重量均匀分布在两条腿上，不仅有利于骨骼舒展，还能让你呼吸通畅、神清气爽。

五劳所伤之骨筋肉

《黄帝内经》中说："久视伤血，久卧伤气，久坐伤肉，久立伤骨，久行伤筋，是谓五劳所伤。"

久视伤血

是指长时间用眼过度会损伤肝血。中医认为肝藏血，肝开窍于目，眼睛的明亮程度、视力的好坏与肝脏密切相关。夜卧血归于肝，用眼过度会影响肝脏对血液的调节，损耗肝血。长期晚上加班用电脑、熬夜看手机，早上起来以后眼睛干涩疼痛就是这个原因。

久卧伤气

久卧是指人长期卧床少运动。胃主受纳食物，脾主吸收食物中的营养物质，给全身各器官提供营养，久卧会导致胃肠动力减弱、脾胃功能退化，全身的气血就运行不起来。心主穴，肺朝百脉助心行血，久卧导致心肺功能下降，体内脏器及四肢血供不充足，就容易损耗人体气机。很多人越躺越累、越睡越累就是这个原因。

久坐伤肉

久坐伤肉是指长期久坐不动或少动，损伤了肌肉的结构和功能。脾主身之肌肉，为后天之本、气血生化之源，肌肉丰满与否与脾气盛衰有密切关系。久坐使气血运行缓慢，气机郁滞，脾脏运化无力，肌肉就会受损。办公室文员经常腰背、颈肩肌肉酸痛就是这个原因。

久立伤骨

久立伤骨是指长时间站立会导致骨的损伤。站立时需要腰部与下肢力量的支撑，长期站立使腰及下肢骨关节处于紧张、负重状态，骨关节容易劳损，得不到及时修复就会出现疼痛。礼仪人员经常膝盖痛、腰痛就是这个原因。

久行伤筋

过度行走疲劳，会损伤筋膜和肌腱组织。中医认为肝主筋，筋膜和肌腱的营养状态靠肝血来滋养。久行超过一定时间和负荷，肝血不能及时滋养筋膜，就会出现筋膜和肌腱的损伤。一些运动员或体育运动爱好者经常容易跟腱痛就是这个原因。

X线、CT、磁共振、肌骨彩超检查的作用

在医院就诊时，颈肩腰腿痛的病友们常常在面对骨伤科医生开具的一大堆单子时不知所措，甚至质疑医生开高价单的目的。其实，医生是依据不同患者的不同疾病、病情来开具检查单的。X线、CT、磁共振，傻傻分不清楚？别着急，下面我们就来详细了解一下，这些检查都有什么作用。

X线、CT、磁共振、肌骨彩超检查的作用

检查项目	优势	劣势
X线	X线是平面呈现，就像是一块压缩饼干，可以对脊柱、骨关节的整体形态、关节对位状态做个评估	容易漏诊，不能评估椎间盘、韧带等软组织的损伤情况
CT	CT检查是对骨骼进行断层扫描，就像切出来的吐司面包一样，一层一层看过来，对骨骼的退化、损伤看得比较清楚	有一定的射线量，不能准确判断软组织情况
磁共振（MRI）	MRI可以清楚地显示软组织的状态，比如膝关节韧带损伤的程度、腰椎间盘的突出情况、是否压迫到神经根等	费用相对较高，需要排队预约。体内有金属植入物的患者、幽闭症患者不适合做
肌骨彩超	主要用来评估肌肉、肌腱创伤，常用于肩、肘等关节，简便效廉	对于脊柱、四肢大关节的损伤程度评估有限

上述四种检查是相辅相成的，不同的检查有不同的侧重点。需要明确的一点是，判断一种疾病有时只需要这四种检查中的一种或两种就可以了，但有些疾病必须结合四种检查才能做出判断。

如何评估骨、筋、肉的急慢性损伤

由于颈肩腰腿痛往往病程久，骨骼或关节影像学检查可以显示骨骼或关节发生的形态学改变，因而易引起医生和患者的高度重视，并简单理解为骨骼或关节的单一部位病变，治疗以治骨为主。但在诊治过程中常会遇到以下两种情形：

①体检过程发现骨质增生很严重，但是患者没有身体上的不舒服。此类人群很多是干重活或者热爱运动的人，他们的筋肉状态很好，平素没有不舒服，但是骨头有变化，有异常。一般身体都很壮实，较少得病，即使得病，也预后较好，恢复很快。

②病人早期发病，疼痛难忍，而普通的影像学检查没有发现问题。这类人群多为不爱运动、好吃懒动者，一般表现出两个极端：要么身材很肥胖，要么干瘦。治疗后恢复情况一般，很容易有后遗症或者并发症。

所以，当判断疾病的患病程度时，不能简单地依赖影像检查，还应更多地结合患病部位关节骨骼周边的筋肉来综合考虑。因而在诊断评估方面，针对退行性骨关节病时一定要加上患部周边筋肉组织的功能评估。如果患部周边肌肉组织结实发达、肌力好（即筋肉病变轻或无发病），即便检查发现骨骼、关节"异常"很严重，其病情也应判断为发病早期，只要得到及时正确的治疗，疗效预后一般较好；相反，即便是患部的骨骼、关节检查"异常"较轻，但周边的筋肉退变、肌肉萎缩严重，肌力差，则病情判断为中后期，预后疗效较差。

02 为什么经常会颈肩痛

了解颈椎和肩膀的结构

颈、肩是人体上半身非常重要的部位，它在头部和躯干之间，连接着头部和躯干、躯干和手臂。无论头部和上臂要做什么样的活动都离不开颈、肩部的支配，它对人正常的活动起到非常重要的作用。

颈椎的结构和特点

人的颈椎一共有7节，其中1、2、7节比较特殊，3、4、5、6节属于典型颈椎。

第1节的医学名称叫寰椎，它是一个呈"环状"的椎体，上端与头颅的枕骨相连，形成寰枕关节，主要作用是屈伸头部，关节外面有寰枕筋膜包围。

第2节的医学名称叫枢椎，上端与第1椎体形成寰枢关节，头颈部的旋转功能主要靠它，临床X线检查时需要张口才能看清楚。

第7节颈椎的棘突很长，低头时最容易触及，常用来作为解剖标志定位。

第3、4、5、6节在颈椎中段，这个节段由于颈椎椎间盘的特殊构造，使颈椎形成一个向前的弧形，这个弧形就是我们常说的颈椎生理曲线，它可以增加颈椎的弹性，起到缓冲震荡的作用。

肩关节结构

肩关节是由肩胛骨、锁骨、肱骨组成的球窝状关节。颈椎后方的一部分肌肉是从椎体棘突发出，止于肩背部的，颈椎劳损会引起这些肌肉筋膜受累，肌肉张力增高、灵活性下降，影响肩关节抬举等活动，所以临床上常见的颈椎病有一部分叫颈肩综合征，有时候疼痛集中在肩膀两侧靠近肩峰处，容易误诊为肩周炎、肩袖损伤。

颈肩痛的原因有哪些

引起颈肩痛的因素有很多，活动过少、慢性劳损、饮食不当、颈椎病、肩袖损伤或其他疾病等原因都会引起。当然，具体是什么原因，还要就医后，听从专业医生的诊疗建议。

活动过少

绝大多数上班族出现颈肩疼痛，主要是软组织的病症，往往通过仪器找不出确切的原因。白领一族平时工作压力比较大，而且活动比较少，颈部的肌肉处于收缩的状态，时间久了会失去弹性，所以肩膀、脖子等部位会出现酸痛，甚至还可能引发肌肉性的头痛。

慢性劳损

常见于长时间低头工作、睡觉枕头过高或姿势不当等，使得颈部肌肉长期处于被牵拉状态，造成肩颈部肌肉劳累、充血或水肿，从而引起肩颈部慢性损伤，出现疼痛感。

饮食不当

很多人特别喜欢吃红肉，喜欢吃动物内脏，这些食物当中的胆固醇含量比较高，时间久了会让血管出现钙化、堵塞等情况，血液也会大幅度减少，氧气的摄入也会减少，血管周围的肌肉会出现缺氧，新陈代谢不足的情况下也容易造成颈肩疼痛。

颈椎病

由于颈椎间盘的退行性改变，压迫和刺激神经根，引起颈肩部以及上肢放射性疼痛，并且颈椎病产生的炎症因子刺激椎间盘周围神经末梢，也会加重颈肩疼痛。

肩袖损伤

肩袖是覆盖于肩关节周围的肌肉，由肩胛下肌、冈上肌、冈下肌、小圆肌肌腱组成，像袖套一样包在肩关节周围。当猛提重物、摔倒时肩部支撑、外来暴力牵拉时都可能造成肩袖损伤，从而导致颈肩疼痛。

胆囊炎

胆囊位于人的右上腹，急性胆囊炎比较严重的时候，会对局部腹壁产生刺激，这个位置的神经接收到信号向大脑传导的时候，与肩背部神经传导有一定的重叠，会引起右肩背、肩胛骨处出现疼痛，另外病人还会出现嗳气、泛酸、恶心等消化方面的不适表现。

心绞痛

心绞痛发作时引起胸痛，是因为心肌缺血导致心脏无氧代谢产生乳酸、丙酮酸等酸性物质，刺激心脏末梢神经。而这种疼痛感会传播到相同脊髓段的左肩皮肤神经，引起左肩放射痛，发作时伴有胸闷、出汗、恶心、呕吐、呼吸困难等症状。

哪些人容易颈肩痛

伏案工作者

这类人群一般是指策划师、会计、人事、文员、设计师、程序员等，他们在办公室通常一坐就是八九个小时甚至更久。长时间坐在电脑前，身体的肌肉，尤其是颈肩部和腰部的肌肉并没有得到很好的舒展，长期如此，很容易造成肩颈疼痛。

久站工作者

久站工作的人群一般是指销售人员、服务员、厨师、工程师、教师等。久站之后，肩颈、腰部的疼痛感变得非常的强烈。主要是因为肩颈、腰部承受重力之后，肌肉长期处在疲劳状况下，得不到很好的缓解，容易给肩颈、腰部造成压力。

重体力工作者

如农民、搬家人员、铁路工人、建筑工人、煤矿工人、环卫工人、园艺工人等。长时间干重活，或者是一个姿势保持时间过长，人们的肩颈承受巨大的压力，容易引起肩颈部位肌肉发生损伤。

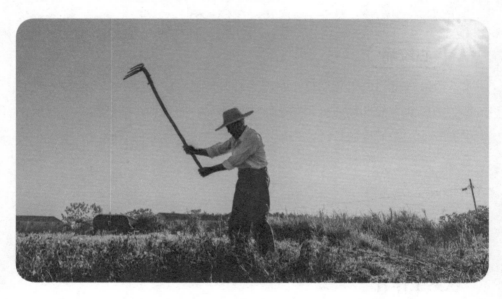

03 腰痛是怎么回事

了解腰椎与骨盆的结构组成

人的腰椎一共有5节，每节之间靠着椎间盘、韧带、椎体骨关节相连。与颈椎一样，由于特殊的生理构造，腰椎第3、4节向前移行，从侧面看腰椎呈现一条向腹部的弧线，这是腰椎正常的生理曲度，起到缓冲、保护腰椎的作用。

骶骨上接第5腰椎，由5块骶椎融合而成，我们在腰带的后正中、下方2厘米处就可以摸到，男性长而窄，女性短而宽是为了适应分娩的需要。骶骨下连尾骨，尾骨是一个尖端朝下的类三角形骨块，摔跤时一屁股坐地上最容易伤到它。骶尾骨的两侧是两块髋骨连接成一个完整骨环，男士系皮带就围绕在这个骨环的上方。我们说的骨盆，就是由骶骨、尾骨、两侧髋骨组成的，一个盆状、环状的完整骨环。

腰痛的病因有哪些

据统计，80%的成年人一生中都有腰痛的经历，发病率仅次于感冒。腰部是人体用力最多的部位，为人体提供支持并保护脊柱，长期久坐而缺少运动，长时间维持一个体位或姿势太久，都容易造成腰痛。腰痛是一种症状，不是一种独立的疾病，对于腰痛还要分析病因，查清是哪种病引起的。临床常说"病人腰痛，医生头痛"，是因为引起腰痛的因素是多方面的，既有肌肉、筋膜的问题，又有腰椎骨关节、椎间盘的问题，还有骨盆、内脏的问题。出现持续且不明原因的腰痛不要掉以轻心，应尽快到医院确诊，避免某些严重疾病的发展。

腰痛除了骨伤病外，还有可能和泌尿科、妇科、普外科等疾病有关。常见的病因可概括为以下三大类。

肌肉、韧带等其周围软组织的疾患所引起。如挫伤、扭伤，长期劳损所引起的局部伤、出血、水肿、粘连和肌肉痉挛等。

腰椎退行性改变。包括腰椎间盘突出症、继发性腰椎管狭窄症、腰椎滑脱、腰椎退行性骨关节病、下腰椎失稳症、腰骶关系改变等。

由内脏器官或邻近组织的疾患所引起。如坐骨神经痛、泌尿系统的结石、肾盂肾炎、肿瘤侵蚀脊柱、慢性胰腺炎、妇产科的子宫体炎、附件炎、盆腔炎等。

哪些人容易腰痛

受寒者

腰部特别怕冷，如果受寒气侵袭，腰背部的肌肉容易痉挛，小血管收缩，使得局部血液循环减少，经脉闭束，经络受阻而见腰痛。

久坐者

有研究表明，人体在坐位时前倾20°，腰椎间盘内的压力最大。长时间维持同一个姿势，腰椎大多处于屈曲状态，会导致背部肌肉、筋膜、韧带的过度牵拉。长期牵拉则筋脉经络易受损，从而失养导致腰痛，如腰肌劳损、腰背肌筋膜炎、腰椎第三横突综合征等。

腰椎退变者

所谓腰椎退变，即随着年龄的增大，腰椎老化、退化，人体的腰椎逐渐出现椎间盘弹性下降、维持腰椎稳定的韧带松弛，腰椎的稳定性下降，进而出现微小位移，最后出现腰椎骨质增生、腰椎管狭窄、腰椎间盘突出等改变。这些改变可压迫和刺激硬膜囊和脊神经，出现腰腿疼痛、麻木或肌肉无力。

外伤者

正常的腰椎间富有弹性和韧性，具有强大的抗压能力。但如果突然受力或在缺乏运动后突然用力，很容易突破它的承受极限，引发腰扭伤。如跌仆、闪挫、扭伤等，可因血脉受损、瘀血阻滞、经络不通而出现腰痛，比如急性腰扭伤、棘上韧带损伤等。

肥胖者

肥胖的人群，肚子上一堆肥肉，相当于在脊椎上挂了一大袋米，把你的上半身向前向下拉。如果我们走路时抬头挺胸，颈椎和胸椎能够回到原来的位置，但是由于肚子上那团肉，你的骨盆位置依旧是趋于向前向下，腰椎过度前屈并且失去支撑，超出正常负荷，时间一长就会腰痛。

孕产妇

很多女性在生完孩子后都会出现腰痛的毛病，这就是所谓的"月子病"，不一定是没坐好月子落下的毛病。其实，产妇出现腰痛的原因很多，比如孕育、生产都会损伤肾气，体内激素水平的变化造成腰椎和骨盆的韧带松弛，使腰部肌肉负担增加；同时产妇长时间怀抱婴儿坐姿哺乳也是产生腰痛的一个重要原因。

中医对腰痛病的认识和分型

在生活中经常容易发生腰痛的人，认为腰痛就是缺钙造成的，其实从中医的角度来说，腰痛并不是一个简单的问题，可能是由于外感、内伤或者是一些其他的腰部气血运行不畅造成的。腰痛就是一种病症，内伤多数是先天性的不足再加上后天性的疲劳形成的，特别是老年人体力衰退或者房事不节，会导致肾精亏损，腰痛现象就会越来越明显，这是中医上的一些初步判断。而肾虚导致的腰痛又会被分为肾阴虚和肾阳虚，肾阴虚腰痛主要表现为腰部疼痛，酸软无力，还会有面色潮红或身体不适的情况；而肾阳虚的情况就更为复杂了，它会经常反复发作，患者会感觉到身体特别不舒服，尤其男性患者是非常明显的。

气血瘀滞

腰痛以刺痛为主，痛有定处，腰部僵硬，俯仰活动艰难，痛处拒按，有腰部外伤史，舌质暗紫，或有瘀斑，舌苔薄白或薄黄，脉沉涩或脉弦。

寒湿痹阻

腰部以冷痛为主，有沉重感，转侧不利，痛有定处，虽静卧亦不减或加重，日轻夜重，遇寒痛增，得热则减，舌质淡胖，苔白腻，脉弦紧、弦缓或沉紧。

肝肾亏虚

腰痛缠绵日久，反复发作，乏力、不耐劳，劳则加重，卧则减轻。阴虚为主见心烦失眠、口苦咽干、舌红少津、脉弦细数；阳虚为主见四肢不温、形寒畏冷、筋脉拘挛、舌质淡胖、脉沉细无力。

气血亏虚

腰部外伤日久或平素劳累，腰背疼痛无力，不能久立久行，下肢疼痛麻木，乏力，舌淡暗，脉弦细弱。

如何预防腰痛

腰痛的发生与日常生活息息相关，要留心生活的细节，找到问题根源，有针对性地调整自己的日常生活习惯，腰椎疾病就会远离。养成良好的生活习惯，做到睡好、站好、坐好、动好、保暖。

坐好

坐着的时候应该保持正确的姿势，腰部平直，胸部挺起。不要久坐，应该在坐一段时间后站起来舒活一下筋骨，以缓解腰背肌肉疲劳。

动好

适当的体育锻炼和体力劳动可以强身健体、滑利关节，如太极拳、八段锦等。动起来，动能生阳，阳气足则血活，腰腿疼痛可以减轻或消除。

睡好

睡觉的时候尽量让头部保持自然后仰，让全身的肌肉和韧带以及关节囊都获得充分的放松和休息。床垫不宜过软或过硬，挑选床垫的时候一定要亲自躺上去试一试。

站好

恰当的体位和姿势，和体位的适时变换，能使腰椎生理曲度正常。站立时间长的工作人员，应该适当地做后仰后伸的动作以及双臂上伸运动，这样既能锻炼腰肌的耐力，也能够缓解腰部疲劳感。

保暖

另外还要注意腰部的保暖，要根据季节变化适时增减衣服，要及时更换被淋湿或汗湿的衣服。居处环境要保持干燥，避免腰部受风寒湿邪等侵袭。

04 正确认识腿部病痛

下肢包括髋、膝、踝、足等几部分，认识人体下肢的结构有助于更好地保护下肢。

髋关节的结构和功能

髋关节由股骨头、骨盆的髋臼组成，周围包绕关节囊，关节腔内存在滑膜、软骨，在活动时起缓冲作用。髋关节属于球窝状关节，上连骨盆，下结股骨，可以很好地起到下肢承重作用，维持正常的下肢活动功能。髋关节可以进行外展、内收、旋转、屈伸等方向上的活动，对于维持下肢的正常力线有比较重要的作用。髋关节如果出现病变，会引起疼痛、活动受限，引起下肢步态的改变，疼痛会波及膝关节、踝关节。髋关节的股骨头比较脆弱，受外伤、酗酒、激素用药等影响会出现缺血性坏死，是导致患者致残的重要原因之一。

膝关节的结构和功能

膝关节是人体下肢最主要的关节之一，起着支撑身体和帮助活动下肢的作用。下肢的活动，离不开膝关节、韧带和肌肉的协调作用。

膝关节是下肢屈伸的重要组织

膝关节由股骨内外侧髁和胫骨内外侧髁以及髌骨构成，是人体关节中滑膜面积最大的关节，也是下肢屈伸的重要组织。人们日常生活中的很多运动都离不开膝关节的活动，例如站、走、跑、跳等。膝关节具有特殊的半月

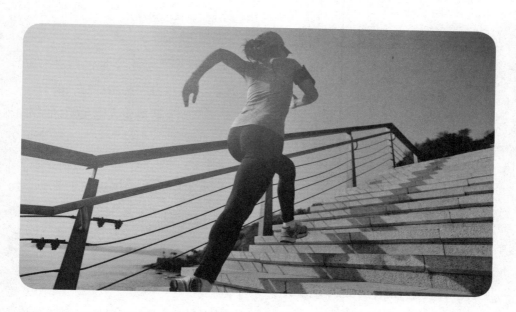

板，不仅是一个轴枢关节，还带有某些球窝关节的特征，进而帮助人体做屈曲、伸展动作以及一定范围的旋转运动。需要注意的是，膝关节在承受几乎全部人体体重的同时，还要担负起腿部的各种运动任务，并且膝关节滑膜位于肢体相对表浅的部位，如果不注意保护膝关节，很容易受到损伤和感染。

起缓冲垫作用的半月板和软骨

膝关节有前十字韧带、后十字韧带、内侧副韧带和外侧副韧带四条粗的韧带。半月板位于大腿骨和胫骨之间，是分散施加在关节面的压力、缓和冲击的软骨。半月板像两个英文字母C相向，两个C字以韧带强力联结，除了扮演缓冲垫的角色之外，还具有稳定关节的作用。

与膝盖相关联的肌肉

除了髌骨、半月板、软骨外，位于膝关节周围的肌肉也十分重要。这些肌肉主要包括伸直膝关节的肌肉群、弯曲膝关节的肌肉群两部分。此外，下肢的重要肌肉还有小腿肚的小腿三头肌，即腓肠肌和比目鱼肌的合称。

以上这些肌肉群具有稳定膝关节、协助膝关节活动的作用，一旦这些肌肉开始衰弱，人体膝关节和下肢就会表现出一些病症。

踝、足关节的结构和功能

踝关节是人体下肢的另外一个重要关节，由胫、腓骨下端的踝关节面和距骨滑车组成。胫骨下端向内和向下突出的部分称为内踝和后踝，腓骨下端的突出部分称为外踝，它们共同构成踝穴。踝关节是参与人体负重的主要关节之一，其活动多，韧带多，关节面也多，很容易发生关节扭伤、韧带损伤、骨折或关节软骨损伤等，必须注意保护。

人体足部由骨骼、关节、肌肉和结缔组织组成，有内侧纵弓、外侧纵弓、横弓三个弓，这三个弓共同支撑并维持着身体的平衡。一般而言，我们所说的扁平足就是指内侧足弓低平。

引起下肢病症的原因

引起下肢病症的原因多种多样，如风湿、骨质增生、半月板损伤等，特别是容易出现膝关节和下肢疼痛、僵硬的人更容易受伤。关节发炎、韧带损伤等也是造成下肢病症的重要原因。此外，过量运动后肌肉容易酸痛，坐骨神经痛会牵引整个下肢出现疼痛症状，幼儿、青少年生长过快也会出现下肢疼痛。

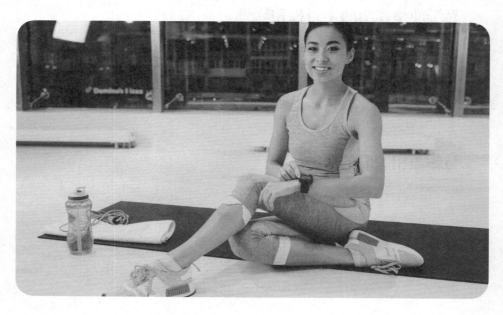

风湿。风湿是引起下肢病症的一个主要原因，是关节滑膜上的慢性炎症。滑膜一旦发炎，各种炎症因子就会从中释出，破坏骨骼或软骨。如发炎不断反复，就会最终使其完全失去关节的作用，无法弯曲和伸直。风湿症的男女发病比例为1∶4，风湿症引起的下肢疾病常表现为原因不明的关节疼痛、肿胀、僵硬。

骨质疏松。骨质疏松症就是骨骼变得疏松、脆弱，表现为身高变矮、背部弓起。骨质疏松症患者容易跌倒和骨折。引起骨质疏松症的原因有高龄、钙不足、运动不足、维生素D不足等。骨质疏松症的女性患者多于男性，女性一般从40岁开始，80岁的人中每3人就有2人患此疾病。预防方法是，从年轻时起就要注意储存骨盐量，延缓钙流失的速度，还要注意不要吸烟，也不能喝过量的咖啡。

骨质增生（骨刺）。骨质增生是骨关节边缘增生的骨质，好发于脊柱及负重关节，是关节的生理性退行性变化，其发生与年龄、关节创伤或退变等因素有关，常见于中老年人。从本质上说，骨刺是骨关节为适应应力变化而产生的防御反应，它可以使失稳的关节、脊柱趋于稳定。但如果增生的骨质对周围神经、血管及其他结构产生压迫时，则会出现疼痛等症状。

半月板损伤。半月板位于大腿和小腿的骨头之间，负责分散膝关节的压力，使关节的动作圆滑顺畅。由于半月板几乎没有再生的能力，所以受伤之后就无法再恢复。运动、老化、跪坐过度等是产生疼痛的主要原因。半月板对扭转动作的应变能力较差，所以重复做扭转膝关节的动作时，半月板的受伤概率就会大大提高。

坐骨神经痛。坐骨神经是指从腰椎到骶椎各椎骨之间所伸出的神经束，它是人体最大的神经束，从腰经过臀部，一直支配到下肢。当坐骨神经的根部受到压迫或发炎时，就会产生疼痛，这种疼痛不只存在于腰部，还会下达小腿肚、脚底等部位。

骨性关节炎。骨性关节炎是引起膝关节疼痛的最主要原因，多因老化所致，而骨折和扭伤也可引发疼痛。随着年龄的增长，肌力开始衰退，关节周围的软骨组织也开始老化，逐渐丧失弹性，相应地，膝关节的活动能力也会变差。下楼梯时会有强烈的痛感，开始行走时或长时间行走后疼痛会加重。

韧带损伤。膝关节的前后左右由称为韧带的组织支撑着。韧带具有伸缩性，可以帮助身体完成很复杂的动作。如果韧带失去了伸缩性，关节就会伸展过度，导致骨头之间的撞击，从而产生疼痛的感觉。如果韧带本身被撕裂，膝关节活动时就会产生剧烈疼痛。

幼儿、青少年生长痛。少数儿童在生长发育的过程中会出现短暂间歇性的肢体疼痛（下肢较常见），称为生长痛。其疼痛的年龄有两个高峰期，即3～5岁和8～12岁，原因与生长高峰期软组织结构相对缩短有关。

延迟性肌肉酸痛症。一般发生在体育锻炼24小时后，表现为肌肉酸痛，轻者仅有压疼，重者肌肉肿胀。此症的发生原因是骨骼肌的激烈运动或肌肉的过度使用，一般在24～72小时酸痛达到极限，5～7天后疼痛自动消失。

哪些人的腿脚容易生病

腿脚的病痛与一些因素有关，如肥胖、老化、过度运动、O形腿等。为了身体健康，我们应做好保健工作，尽量预防这些病变。

越肥胖的人越危险

肥胖是引起下肢疾病的一个重要原因。研究表明，人在走路时会对膝关节造成体重3倍左右的压力，上下楼梯时会对膝关节造成体重7倍左右的压力。所以，身体越肥胖，对膝关节造成的压力也就越大。如果不能使自己保持标准身材，至少也要让自己的体重维持在一个标准的范围内，才能达到保护下肢、缓和下肢疾病的作用。

O形腿的人也很危险

变形性膝关节症患者80%以上是O形腿，正常的脚稍有X形倾向，从髋关节向脚踝以垂直向下的荷重线经过膝关节的中央，通过整个膝关节支撑身体。但O形腿的人荷重线偏向内侧，对膝关节内侧形成强大的压力，使人体下肢失去重心和平衡，从而使膝关节的内侧磨损，引起变形。

肌肉衰弱、姿势不良的人

　　肌肉或韧带如果开始衰弱，关节的稳定性就会受影响，进而引起磨损、伤害。尤其是股四头肌衰弱的话，会使膝关节的屈伸和脚的活动受到影响。如果肌肉衰弱的人再采取不良的姿势，就会加重肌肉的衰弱，给肌肉造成极大的负担。预防的方法是，经常做活动腿部的运动，并培养正确的姿势。

激烈的运动会对下肢造成损害

　　虽然运动可以锻炼肌肉，但激烈的运动却会对下肢肌肉和膝关节造成伤害，所以锻炼必须遵循正确的原则：运动量由小渐大，运动方式有益于健康，运动时要保持享受的心态。做到这些，才能保护好自己的下肢。

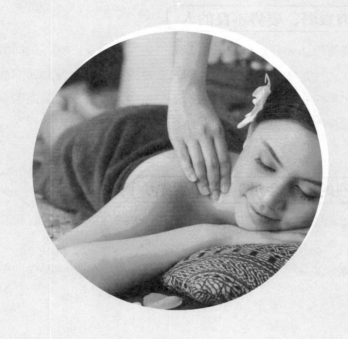

　　颈部和肩部，是将头部和躯干、
　上肢和躯干连接起来的重要部位。
　　　　由于活动频繁，
　使得颈肩疾病成为生活中的常见病，
其中最常见的就是颈椎病、落枕和肩周炎。

第二章
常见颈肩病症预防和护理

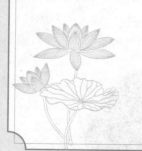

01 颈椎病

颈部在脊柱关节中活动最大，再加上椎骨形状不均匀，颈部关节突关节结构复杂，肌肉及韧带细小繁多等错综复杂的原因，致使颈部容易发生各种类型的病变，尤以颈椎病最为典型。

快速了解颈椎病

颈椎病是什么

人体有7节颈椎椎体，椎体与椎体之间有颈椎间盘，该结构主要起连接各椎体、缓冲震荡等作用。颈椎病宏观上又被称为颈椎综合征，通俗来讲，是由颈椎间盘退变、突出，椎体骨质增生或颈椎附属结构病变，压迫到神经、血管、脊髓等周围组织，从而出现相应临床症状的一组疾病。

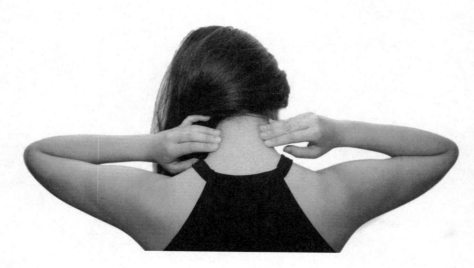

诱发颈椎病的内、外因

颈椎正常的退变老化

随着年龄的增长，人体各器官会逐渐退变老化，这是自然的生理性老化现象，就如同人老了脸上会逐渐长皱纹、头发也会慢慢变白一样，是不可抗拒的自然规律。同样，颈椎的退变老化是颈椎病发病的最重要原因，而其中又以椎间盘的退行性变最为关键。受上下椎体不间断的不当压迫，椎间盘会发生变性、纤维环破裂、髓核突出，最终压迫神经、血管、脊髓，诱发颈椎病。

不良姿势

你经常低头看手机吗？你是否常常在电脑前一坐就是几小时？躺在床上看书、看电视是不是你的最爱？如果你的答案是"是"，那么你已经被颈椎病盯上了，这些不良姿势正伤害着你的颈椎。本来你的颈椎在正常姿势下的有效使用年限长达一辈子，但当这些不良姿势不断积累，颈椎会不堪重负，其老化时间将大大提前，最终发展成颈椎病。

睡高枕或不用枕头

有的喜欢睡高枕头，有的喜欢不用枕头，常常在充分休息了一夜后，反而感觉颈背、肩膀酸痛，不舒服。这其实是因为枕头的选用不合适。经常枕高枕或不用枕头的人都容易得颈椎病。

先天原因或外伤

除上述几种情况外，还有一部分人，天生就是椎管空间比较狭窄，或者颈椎有先天性的畸形，这些都容易导致颈椎病。除此之外，外伤导致颈椎的骨折、脱位等，即使后期得到恢复，也会为颈椎病埋下隐患。

哪些人容易得颈椎病

我们了解了颈椎病的常见诱发原因，可能这时有人要问：哪些人是颈椎病的高发人群呢？

头颈部需长时间固定于某一姿势者。数据显示，经常伏案工作或头颈部长时间保持某一姿势的人，其颈椎病发病率是正常人群的4～6倍，如会计、长途司机、电脑工程师、B超医生等。颈椎长时间处于前屈体位，极大地增加了颈椎间盘所承受的压力，颈背部肌肉长时间受到牵拉，极易导致颈椎前后肌肉群受力不均，久之也会加快颈椎病的进程。

"低头族"。随着智能手机、平板电脑的普及，"低头族"也应运而生。所谓的"低头族"，特指那些无论何时何地都"机"不离手，玩游戏、刷视频，甚至走路都在看手机的人。低头的幅度越大、时间越长，颈椎所承受的压力就会越大、越持久。长年累月就会出现颈肩部僵硬酸痛，继续发展则会出现头晕、头痛、手指麻木等不适症状，慢慢发展成颈椎病。

女性。研究显示，颈椎病女性的发病率要高于男性，这是因为某些诱发因素是女性所独有的。比如经常穿高跟鞋，会使人的重心过度前移，身体为了维持重心稳定，势必会代偿性加大骨盆前倾，脊柱弯曲度增大，颈椎也会受到牵连，造成颈椎受力集中，容易损伤，诱发颈椎病；再比如夏季女性穿吊带衫，容易导致颈部受凉，特别是在空调屋内，导致颈部血液流通不畅，长此以往，容易诱发颈椎病。

中老年人。中老年人的颈椎本身就已经发生了退变，如椎间盘变性、骨质增生、椎间小关节退化不稳、韧带肥厚钙化等。老年人的闲暇时间又比较多，稍微一劳累或姿势不当，就容易导致颈椎病。

颈椎病有哪些分类

临床上很多颈椎病患者会有这样的疑惑：我们症状完全不同，但为什么都是被诊断为颈椎病呢？其实，颈椎病有很多分类，不同分类的症状也不相同。颈椎病一般分为六型：

颈型颈椎病　　这种类型的颈椎病症状较为单一,主要表现为颈背部僵硬、酸胀、疼痛,常常有固定的压痛点。

椎动脉型颈椎病　　多由颈椎骨质增生、椎体间关系紊乱,压迫或刺激到椎动脉,脑供血不足而引起,主要表现为眩晕、头痛、视物模糊,甚至猝倒。多在扭头或头侧弯到某个位置时出现,变换姿势后缓解。

脊髓型颈椎病　　多由压迫到脊髓引起,主要表现为走路时踩棉花感、步态不稳、胸腰腹部有绑腰带感、手握力减退等。病情严重、病程长的患者要及时就医,避免延误病情。

神经根型颈椎病　　该类型颈椎病较为常见,多由于神经根受压引起,主要表现为颈肩部或上背部酸胀疼痛,伴有上臂、前臂和手的放射性麻木和疼痛,不同节段的神经根受压症状会出现在相应的不同部位。低头、扭头等姿势可能会诱发这些症状,改变姿势后会缓解。但是严重的神经根型颈椎病会影响上肢的肌肉功能,造成肌肉萎缩、握力减退,需要尽快就医。

交感神经型颈椎病　　多由于颈椎退变或不稳,刺激颈部的交感神经引起。症状较为复杂,既可以表现为交感神经兴奋的症状,比如头痛、恶心、心动过速、高血压、多汗等;又可以表现为交感神经抑制症状,比如头昏眼花、鼻塞流泪、心动过缓、血压下降等。一般保守治疗即可有效缓解症状。

混合型颈椎病　　合并上边各类型颈椎病共同的特点,临床上也较为多见,如神经根型合并椎动脉型颈椎病、颈型合并神经根型等。

走出颈椎病的误区

误区一：脖子不舒服就是颈椎病

不少人认为凡是脖子和肩部酸痛就是患上了颈椎病。

其实，脖子不舒服的原因很多，除颈椎病外，前斜角肌综合征、肩周炎、慢性颈部软组织损伤等都可以导致颈肩部酸痛。此外，不同类型的颈椎病表现也不一样，比如神经根型颈椎病多伴有上肢麻木、放射痛等根性症状，脊髓型颈椎病多伴有脚踩棉花感，这些都是不同类型颈椎病特有的临床表现。关于颈椎病，目前国际上比较一致的看法是，颈椎间盘的退行性改变（老化），及其继发性椎间关节退变所致的脊髓、神经、血管损害的相应症状和体征。所以，颈椎病的诊断需要脊柱外科专科医师结合患者的症状、体征和影像学检查后方可确定，不能将脖子和肩部酸痛简单地等同为颈椎病。

误区二：落枕就是颈椎病

落枕多是由于睡姿不当、颈部受寒、枕头高度不合适等因素，导致颈部一侧肌肉长时间处于过度伸展的紧张状态。多在睡前没有任何症状，睡醒后出现僵硬、强直、酸胀等不适，一般可以在几天内自愈。落枕可以发生于正常人，甚至是儿童，但颈椎病一般多发于经常低头工作的人群，且不会自愈。这些特点可以将其与颈椎病区别开来。

虽然落枕和颈椎病不是一种病，但长时间落枕很有可能是颈椎病的前兆，一定要引起重视。

误区三：转头时颈椎"咔咔"异响，是颈椎病

很多人在活动颈椎时会感觉到脖子发出"咔咔"的异响。事实上，很多颈椎病患者的确会有这样的症状。人体共有7节颈椎，颈椎与颈椎之间通过许多关节结合在一起，关节又分为大关节和小关节。大关节错位的后果会比较严重，但一些小的关节有时会发生微小错位，出现颈椎僵硬不适。当旋转颈椎时，一些体位会使小关节自动复位，关节结构恢复，从而产生弹响。

此外还有一种情况是，在转动颈椎时，一侧椎间小关节腔内空间增大，负压形成，椎间组织的气体进入关节腔；在颈椎转到另一侧时，原来的关节腔空间变小，关节腔内气体被挤出，从而产生弹响声。虽然颈椎弹响并不能

证明一定患有颈椎病，但这可以说明，颈椎旁韧带存在松弛、不稳，也是颈椎退变的一种表现。我们平时要多锻炼颈背部肌肉，使之发挥好稳定颈椎的作用，预防颈椎病。

误区四：颈椎骨质增生是颈椎病

随着年龄的增长，很多颈椎不适者在拍X线片时，看到报告上写有颈椎骨质增生，就以为自己得了颈椎病，从而恐慌。其实颈椎骨质增生即我们通常讲的骨刺，是人体正常的一种退变。我们身体的器官就像机器一样，用久了难免会有"零部件"磨损，颈椎经过无数次的屈、伸、旋转，边缘产生较大的磨损，会产生骨赘，即骨质增生。单纯的骨质增生在没有压迫到神经时并不可怕。

但现代社会，很多年轻人也会有骨质增生现象，与年龄并不相符，这个就是异常情况了，X线片往往同时还会伴有颈椎生理曲度变直、椎间管狭窄等表现。这说明颈椎出现了提早老化，是需要引起大家重视的。

误区五：手指麻木就是颈椎病

因手指麻木而断然认为是颈椎病显然是错误的。腕管综合征也能引起手指麻木，如果你是拇指、食指、中指麻木疼痛，而且常常会在夜间入睡后被麻醒，醒后甩甩手腕可好转或完全缓解，那么就可能是患有腕管综合征。腕管综合征患者的正中神经在手腕部受到压迫，严重者可伴有手部肌肉萎缩，影响手的精细动作。

如果是无名指或小指麻木疼痛，则可能是因为神经在肘部受到卡压，即所谓的"肘管综合征"。肘管综合征患者也会有夜间麻醒的情况，严重者伴有肌萎缩，无名指、小指的屈指肌力下降。

进入更年期的妇女有时候也会自觉有手麻的现象，常常是双侧同时出现，随着更年期的结束，手麻现象就会随之消失。如果手麻症状过于明显，可以按照更年期综合征进行调理。

其他诸如胸廓出口综合征、高血压、糖尿病等都可以导致手指麻木，并不能将其与颈椎病直接画等号。

误区六：头晕是颈椎病？ 切勿轻易下结论

头晕就一定是颈椎病吗？这可不一定，有很多疾病都会导致头晕，"耳石症"就是其中的一种。正常情况下耳石是附着于耳石膜上的，一些致病因素会导致耳石脱落，当人的体位发生变化时，耳石会刺激人体产生眩晕。但这种眩晕持续时间很短，数秒到数分钟不等，且和体位有关。

此外，一些内科疾病，如高血压、低血压、各种心脑血管病、贫血、低血糖等都可能导致头晕，所以不能断然将头晕等同于颈椎病。

如何判断自己得了颈椎病

颈椎病不仅给患者带来了肉体上的疼痛，也带来了精神上的折磨。很多人由于职业原因长期伏案工作，颈部出现不适，因此担心自己患了颈椎病。但究竟是否真的患了颈椎病呢？我们给您提供几种简单的自我检测法。

颈背部疼痛，向上牵拉头颈后症状减轻，向下压头颈后症状则加重。

颈背部疼痛，同时肩部和上肢或手有放射性疼痛或者出现麻木、沉重等不适。

闭上眼睛，左右旋转头部时，出现头晕或者偏头痛。

颈部疼痛，同时上肢或者手部肌肉无力。

向下低头时，出现全身麻木或者"过电样"感觉等症状。

上述几个小方法仅供患者进行初步判断，要想进一步确定，就要结合医院的影像学检查结果。

颈椎X线检查。颈椎X线片常显示颈椎生理曲度变直、消失，甚至反张，钩椎关节、椎体骨质增生，边缘锐利，椎间孔狭窄，甚至颈椎不稳。

颈椎CT。相对于X线片只能观察二维情况，颈椎CT可大致显示椎管内骨质和软组织情况，一般可观察到颈椎骨质增生、椎间盘突出、黄韧带肥厚、椎管狭窄、项韧带钙化等，具有较高的诊断价值。

颈椎MRI。颈椎MRI可明确显示颈椎间盘突出情况，是否压迫到脊髓、神经根，压迫程度，脊髓或神经根是否变性，是医生判断颈椎手术必备的检查。

与颈椎有关的高血压

从脊椎病病因来看，当颈部受到外伤、风寒侵袭，或颈部退变时，颈椎的平衡会被破坏，局部组织松弛、痉挛，直接或间接地刺激颈交感神经和椎动脉，进而引起脑组织供血不足，导致血压异常。

颈椎是怎么导致血压异常的呢？从结构上看，颈椎上承头颅、下连躯干，是沟通大脑与心脏的血管所通过的桥梁。其中神经分布也很丰富，可谓牵一发而动全身。随着年龄增长，我们的颈椎慢慢地发生退行性改变，骨关节周围的韧带和肌肉的力量在慢慢地下降，导致颈椎的稳定性也逐步下降。这时，一旦头颈的位置发生改变，骨质增生的椎体部分或错位的椎体就容易刺激旁边的椎动脉或颈交感神经节，导致椎动脉的痉挛，引起椎-基底动脉系统供血不足，反射性地使血管运动中枢兴奋性增高，从而引起高血压。

而这一类高血压也以中老年人为主，男性多于女性。临床上，颈源性的高血压或高血压合并颈椎病是非常常见的。

如何鉴别自己得的是真正的高血压还是颈椎问题导致的"伪高血压"呢？其实，颈源性的高血压是有自己显著的特征的。真正的高血压往往是血压高了，继而引发头晕、头痛等症状；而颈源性的高血压则相反，往往是先出现颈肩部酸痛不适、颈部活动受限或头晕头痛等颈椎病的症状，或是颈椎不稳定的因素出现之后，患者的血压才会发生异常改变。当颈椎病的症状得到缓解或颈椎稳定下来后，血压就会平稳下来。

打败顽固性头痛的妙方——颈椎复位

头痛是最为常见的症状之一，常是多种疾病的先兆症状和临床表现，病因多种多样，外感或内伤均可引发头痛。而颈椎小关节错位压迫和刺激颈部神经所诱发的颈肌痉挛，椎间盘病变引起的神经根压迫，颈部肌肉持续收缩引起的供血不足等，也都是导致头痛的原因。

随着生活节奏的加快，越来越多的人饱受头痛的煎熬，这无疑会给自己的生活与工作带来很大的困扰。引起头痛的原因很多：有的人受了风寒会头痛，有的人来月经时会出现头痛，有的人休息不好会头痛，甚至还有的人一生气就出现头部剧烈疼痛等。

目前大多数头痛患者在头痛发作时会优先选择止痛药，因为止痛药能迅速缓解疼痛。但很多时候，药效过后，头痛复发，如此下去，就会进入不吃药头痛不消的循环圈了。其实，痛是人体进行自我保护的一种机制，是人体的一种自我防御信号，它向我们提示身体出了问题，迫使我们去寻找病因所在，而并非快速地通过止痛药把疼痛掩盖了，这样反而会加重病情。

颈源性头痛只是众多头痛中的一种，临床上还有多种原因导致的头痛，有些头痛甚至是头颅的器质性病变引发的。因此，如果发生头痛，可以优先到神经内科就诊，排除颅脑方面的问题。切忌发生头痛时，还没查明病因就迅速止痛。要在明确诊断的基础上，再选用相应的治疗方法。

面对头痛，第一是诊断，第二是治疗思路，第三才是治疗方法。如果你患上了头痛，排除了器质性的问题，可以找骨伤专业的中医看看。

经常失眠可能和颈椎有关系

人的一生大约有1/3 的时间是在睡眠中度过，充足的睡眠可以帮助身体更好地恢复体力，以更饱满的状态开始一天的生活和工作。而失眠不仅让人精神不济，给工作和生活带来不便，还会引起其他各种健康问题。

临床上，很多失眠患者通常是找神经内科的医生看病的。如果没发现器质性的问题，患者本身又表现得比较紧张，医生往往会诊断为"神经官能症"，给予患者一些安眠甚至是抗抑郁的药物服用。患者最终离不开药物，晚上不吃药就睡不着觉。

其实，如果能发现这类患者是颈椎问题导致的话，只要把颈椎病治好了，是完全可以摆脱对药物的依赖的，实现真正意义上的"一觉到天亮"。我们颈椎的旁边有三个交感神经节，分别是颈上神经节、颈中神经节和颈下神经节。如果颈椎发生了错位，对邻近的交感神经节产生刺激、压迫，就会引起交感神经兴奋，打破交感神经和副交感神经两者之间的平衡关系，导致失眠。因此，针对此类失眠患者，要做的往往不是内服药物，而是尽快把颈椎病治好。

随着社会的发展、都市生活的丰富，越来越多的人偏向于晚睡，甚至有的人因为职业的问题，是"日出而眠"。不规律的生活方式引起了交感神经紊乱，导致现在失眠的人数不断攀升。如果你失眠，你怎么判断自己是不是颈椎问题引起的失眠呢？其实方法很简单，颈源性的失眠往往伴随着颈椎病的相关症状，如颈部肌肉酸痛不适、头痛、头晕、手麻等。当然，也有少部分人是颈源性的失眠，却没有颈椎病相关的症状表现，而这类患者往往是最容易漏诊、误诊的。虽然暂时没有相应的颈椎不舒服的表现，但他们往往是颈椎病的"潜在"人群。像长时间玩手机的"低头族"、办公室的"久坐族"、公交座椅上的"瞌睡族"等，不良的姿势或行为习惯非常容易导致颈椎发生错位，刺激到交感神经，引起失眠。

记忆力减退，也可能是颈椎惹的祸

颈椎病有可能影响记忆力，颈椎病患者由于退行性病变，会引起颈椎间盘的突出或者骨质增生，导致颈椎生理曲度变直或反弓。如果压迫椎动脉，导致脑部的供血不足，引起椎动脉型颈椎病，患者会表现为头晕、头痛、耳鸣、恶心、呕吐等症状，反复发作都有可能会影响脑部的功能，导致记忆力减退；如果压迫交感神经，引起交感神经兴奋，导致交感神经型颈椎病，患者会出现多梦、失眠、心率增快或者神经衰弱等症状，长期反复发作也会导致记忆力减退。如果是压迫脊髓的神经根引起神经根型颈椎病，或者压迫脊髓引起的脊髓型颈椎病，对记忆力的影响不大。

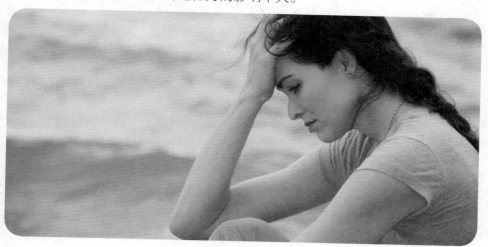

中医对颈椎病的辨证分型

在中医理论体系中并没有"颈椎病"这个病名，但是颈椎病的临床表现和中医体系中的痹证或痿证中的头痛、眩晕、项强等类似，即"风寒湿三气杂至，合而为痹也"。中医认为，痹证是由外伤，或者气血不和，或者风寒湿邪侵袭，或者经络不通等所导致的。

对于颈椎病的治疗，如果是痹证型表现，即临床表现以肩颈、上肢的疼痛、麻木为主，这时治疗采取温经活血；如果是眩晕型表现，即临床以发作性眩晕、转动头颈或猝倒临床表现为主，则治疗方宜补中益气、祛湿化痰、调和气血；如果是瘫痪型表现，则治疗需要活血化瘀、疏通经络。简而言之，颈椎病在中医看来需要辨证论治，只有分清颈椎病的病因才能对症治疗，事半功倍。

寒湿痹阻型	头痛或后枕部疼痛，颈僵，转侧不利；或头疼牵涉至上背痛，肌肤冷湿，畏寒喜热，颈椎旁可触及软组织肿胀或结节。舌淡红，苔薄白，脉细弦。
痰瘀阻络型	颈项痛如针刺，痛势缠绵不休，按之尤甚，痛有定处，夜间加重，伴上肢麻木、头晕、欲呕。舌黯，舌体有少许瘀点，舌边有齿痕，苔白腻或白滑，脉弦涩或弦滑。
气血两虚型	头昏，眩晕，视物模糊或视物目痛，身软乏力，食欲缺乏，颈部酸痛，或双肩疼痛。舌淡红或淡胖，边有齿痕。苔薄白而润，脉沉细无力。
脾肾亏虚型	颈项酸软胀痛，四肢倦怠乏力，或双下肢软弱无力，行走吃力，头晕，耳鸣。舌淡或有齿痕，或舌干红少苔，脉细弱或虚而无力。

中医推拿、正骨治疗颈椎病

一指禅推颈项部

自头颈交界处后侧、后外侧开始，沿足少阳胆经、足太阳膀胱经循行，从上向下，往返移动，重点在风池穴和病变节段，先推健侧后推患侧，时间5～10分钟。

颈项被动运动

在一手做推拿的同时，另一手配合做颈椎的被动屈伸、侧屈、旋转活动，操作5分钟。颈部被动运动幅度应由小逐渐增大，至患者颈项部有弹性限制时，再做一个轻巧、短促而有控制的扳动。

弹拨按揉颈项部

患者端坐，医生站立其背后，以一手拇指指腹着力于颈椎一侧，虎口张开，像拨琴弦样自外向内弹拨揉按病变节段上下棘突旁开0.5～1.0寸处约1分钟，手法要深沉缓和，力量透达深层，以患者有较强烈的酸胀感为佳。如患者颈项肌强硬，肌张力较高，可适当延长本法操作时间。

弹拨按揉肩部

在肩胛内上角附近寻找敏感压痛点，指下可有条索或结节状反应物，在其上施加弹拨按揉手法约1分钟。

拿颈项部

自上而下，从风池穴开始而下，动作连绵不断，力量由轻到重再由重到轻，一直到颈肩交界处，共3遍。

拿肩井

拿大椎穴与肩峰连线中点处的肩井穴1分钟，以患者有酸胀感为佳。若患者肩部肌肉紧张，酸痛明显，可延长操作时间。

摇颈椎

患者端坐，医生站立其侧后方，一手托患者下颌部，另一手扶持其头顶部后侧，两手协同将头摇转，顺逆时针各5～7次，注意摇颈时应缓慢柔和，转动幅度由小到大，逐渐增加，切忌暴力，同时头颈部不宜过度后伸。

扳法

患者端坐，将头颈向运动受限侧转动至最大限度，术者一手顶住高起的棘突，其他四指扶住颈部，另一手掌心对准下颌，手指拿住下颌骨，将头向上及受限侧牵提、旋转，另一手拇指用力将棘突高隆处向颈前方顶住，可听到一声响声，表示移位已经纠正。注意操作时切不可使用暴力，扳动要"轻巧、短促、随发随收"，关节弹响虽常标志手法复位成功，但不可追求弹响。

防治颈椎病的饮食原则

治疗颈椎病可从疏通颈椎部的经络、促进血液运行着手，防治疼痛、麻木、颈部结节等症状。常用的中药材有桂枝、丝瓜络、川芎、延胡索、钩藤、鸡血藤、苏木、骨碎补、三七、生地、红花等。

风寒湿邪的侵袭也会加重颈椎病，常用来除湿止痛的中药材和食材有羌活、白芷、细辛、藁本、川芎、桂枝、荆芥、蛇肉、地龙、鳝鱼等。

在饮食中应注意补充钙，钙是骨骼的主要成分，可多食黑豆、板栗、排骨、鳝鱼、菠菜、鸡爪等。

应该多吃新鲜蔬菜和水果，如豆芽、菠菜、海带、木耳、大蒜、芹菜、红薯、冬瓜、绿豆等。

忌吃油腻厚味、过冷过热的食品，如肥肉、荔枝、茴香、花椒、白酒、啤酒、雪糕等。

防治颈椎病的食疗方

山药鳝鱼汤　适合脾肾亏虚型颈椎病

原料： 鳝鱼2条，山药25克，枸杞5克，补骨脂10克，盐5克，葱段、姜片各2克

 做法：

① 将鳝鱼去除内脏，清洗干净切段，氽水；山药去皮，洗净，切片；补骨脂、枸杞洗净，备用。

② 锅置火上，调入盐、葱段、姜片，下入鳝鱼、山药、补骨脂、枸杞，煲至熟即可。

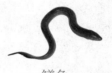

—— 鳝鱼 ——

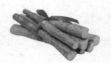

—— 山药 ——

羌活川芎排骨汤　适合寒湿痹阻型颈椎病

原料： 羌活、独活、川芎、鸡血藤各10克，党参、茯苓、枳壳各8克，排骨250克，姜片5克，盐4克

 做法：

① 将所有药材洗净，煎取药汁，去渣备用。

② 排骨切块，氽烫，捞起冲净，放入炖锅，加入熬好的药汁和姜片，再加水至盖过材料，以大火煮开。

③ 转小火炖约30分钟，加盐调味即可。

—— 川芎 ——

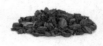

—— 羌活 ——

桑寄生连翘鸡爪汤　适合肾虚型颈椎病

原料： 桑寄生30克，连翘15克，鸡爪400克，蜜枣2颗，盐5克

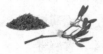

— 桑寄生 —

— 连翘 —

做法：

① 桑寄生、连翘、蜜枣洗净。

② 鸡爪洗净，去爪甲，斩件，入沸水中氽烫。

③ 将1600毫升清水放入瓦煲内，煮沸后加入桑寄生、连翘、蜜枣、鸡爪，大火煲开后，改用小火煲2小时，加盐调味即可。

— 鸡爪 —

天麻炖乌鸡　适合气血两虚型颈椎病

原料： 天麻50克，红枣20克，枸杞10克，乌鸡半只，老姜10克，白胡椒粉、盐各适量

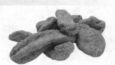

— 天麻 —

做法：

① 天麻用温水泡24小时，泡软后切成片；乌鸡洗净，切成大块，氽水；老姜切片。

② 取砂锅，加入适量冷水，放入姜片、天麻片、红枣、乌鸡，一起大火烧开10分钟，转小火炖1.5小时。

③ 加入枸杞、白胡椒粉、盐，再炖20分钟即可。

— 红枣 —

— 乌鸡 —

川芎桂枝茶 **适合寒湿痹阻型颈椎病**

原料： 川芎、丝瓜络各 10 克，桂枝 8 克，冰糖适量

做法：

① 将川芎、桂枝、丝瓜络洗净，一起放入锅中。

② 往锅里加入适量水，煲 20 分钟，加入冰糖煮至溶化即可。

— 川芎 —

— 桂枝 —

丹参红花酒 **适合瘀阻型颈椎病**

原料： 丹参 30 克，红花 20 克，白酒 800 毫升

做法：

① 将丹参、红花洗净，泡入白酒中。

② 约 7 天后即可服用。

③ 每次 20 毫升左右，饭前服，酌量饮用。

— 丹参 —

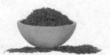

— 红花 —

颈椎病的自我按摩法

揉捏颈、肩、手臂——解痉止痛

自我按摩时取坐位。拇指张开，其余四指并拢，虎口相对用力，自枕部开始沿颈椎棘突两旁的肌肉向下揉捏，至上背部手能摸到之处为止，反复揉捏3分钟。然后以相同手法揉捏患侧肩部及上臂、前臂，反复交替，边揉边捏。

在酸痛处有时可触及条索状物，此处常为病变处，可重点捏揉。

手法宜连贯持续，稍微着力，以揉捏处有酸胀感为佳，反复施术约5分钟，双手可交换揉。

按揉肩井穴、风池穴——通经活络

肩井穴位于肩胛区，第7颈椎棘突与肩峰最外侧连线的中点；风池穴位于项部，当枕骨之下，与风府穴相平，胸锁乳突肌与斜方肌上端之间的凹陷处。

以一手中指端着力，反复按揉肩井穴约2分钟，以局部感酸胀为宜。然后张开虎口按揉风池穴，两手拇指端着力，分别置于颈后枕骨粗隆下方凹陷处风池穴，由轻渐重，反复按揉约2分钟。

挤提后颈——缓解肌肉痉挛

两手五指在颈后交叉相握，抱于后颈部，头稍向后仰，用掌指和掌根挤提颈椎棘突两侧肌肉。

在颈部自上而下，由轻渐重，一挤一松，在反复挤提的同时，逐渐缓慢、尽力活动颈部，做低头、抬头、向左向右转动。

注意活动尽量放缓，尽可能加大颈部活动范围。

拍打肩臂——舒筋活血

两手轻轻握拳，用小鱼际一侧轮流拍打对侧肩、臂部，从颈项、肩部至上臂、前臂部，自上而下，反复轻松拍打约3分钟。

摇晃颈项——放松肌肉

坐位。在头颈肌肉比较放松的情况下，轻轻缓慢摇晃转动颈项部，依顺时针方向与逆时针方向交替进行约3分钟。

颈椎强化拉伸操

颈椎病的自我防治，除了局部的按摩手法外，还可进行自我的拉伸锻炼，有利于颈部肌肉弹性的恢复，对防治颈椎病的意义重大。对于慢性劳损和年龄增长引起的颈椎病，拉伸颈、肩、上背和胸部肌肉，改善肌肉的柔韧性，增加颈、肩的活动度，可缓解、改善颈椎病的症状。

左右旋转

取站位或坐位，双手叉腰，头轮流向左向右旋转，动作要缓慢，幅度要大，每当旋转到最大限度时停顿5秒，左右各旋转10次。如果觉得头晕、心慌，应减小运动幅度。

前屈后伸

运动时伴随深呼吸：呼气时颈部前屈，下颌接近胸骨柄上缘；吸气时颈部伸至最大限度。反复做10次（以自己的下巴为中点，由下向上画圆）。

左右侧展

吸气时头向左偏，呼气时头还原；接着吸气时头向右偏，呼气时头还原。反复做10次（肩部保持水平，尽量拉伸侧颈的肌肉）。

后撑拉伸

身体直立，双脚并拢，双手放于身后互握住，双肩向后展开，手臂伸直尽量上抬，头部后仰，停顿5秒，反复练习10次（背部肌肉有明显的挤压感）。

双手托天

身体直立，双手交叉，手掌使劲向上翻起，头尽量向后仰，感觉自己在不停地向上延伸，静静地保持10秒钟。主要可缓解整个肩颈肌的紧张。

耸肩

保持良好的站姿或坐姿，面向前方，做耸肩动作，将双肩尽量靠拢双耳，每组做3~5次。

颈椎病生活护理常识

颈椎病的发生发展是一个漫长的过程，其发病原因除与颈椎本身的解剖生理特性有关外，还与身体素质、职业、生活习惯、环境等有很大关系。

保持正确的工作体位

日常工作学习时要注意坐姿：上身保持正直，腰部可以放置一个小靠枕，使腰部有支撑点，颈部正直，微微前倾，不要扭转或倾斜，适当调整电脑屏幕高度，使视线约保持在屏幕的上1/3处，手臂自然下垂，可放置于椅子扶手上，手与键盘平行。另外要避免坐的时间过长，每工作、学习1小时左右，应站起来活动颈部。

睡觉时选择合适的枕头及睡眠姿势

卧位时枕头的高低软硬对颈椎有直接影响，最佳的枕头应该是能够支撑颈椎的生理曲线，保持颈椎的平直，既要避免高枕头，也要避免无枕。枕头要有弹性，仰卧时，枕头高度为受压后与自身竖起的拳头高基本一致；侧卧时，枕头的高度为受压后自身竖起拳头加一横指高度。枕头的下缘最好垫在肩的上缘，使颈部有支撑，不致落空。睡眠时保持头颈部自然仰伸，腰背部平卧于宽大软硬适中的床上，双膝下加一软枕，使双膝、双髋略屈曲，使全身各部肌肉、关节处于放松休息的状态。避免俯卧位睡觉。

积极参加适宜的户外活动

适当的户外活动能使全身得到放松，提高机体的抗病能力，如游泳、健身操、太极拳、羽毛球、放风筝等。游泳换气时，颈部从水下上抬至水面上，而双手交替进行往前探及往后划水，这些动作可锻炼颈部肌肉。而健身操通过颈部各方向的放松性运动，促进颈椎区域血液循环，消除瘀血水肿，同时牵伸颈部韧带，放松痉挛肌肉，从而减轻症状，还能增强颈部肌肉，增强其对疲劳的耐受能力，改善颈椎的稳定性，从而巩固治疗效果，防止复发。所以，经常进行户外活动对防治颈椎病和减缓病情发展有一定的作用。

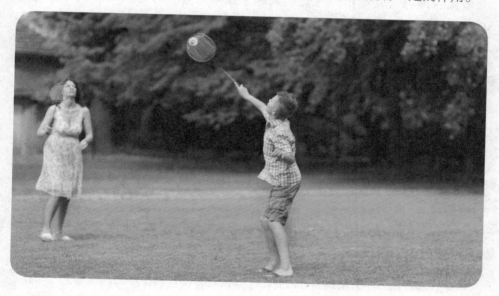

避免寒冷刺激

颈部受寒冷刺激会使颈部肌肉痉挛僵硬，加重颈部疼痛症状，而头颈部经常暴露于外，所以要注意颈部的保暖。如：夏天要注意避免风扇或者空调直接吹向颈部，空调房内温度设置不宜过低，出汗后不要立即吹冷风或用冷水冲洗头颈部，待汗干后用温水冲洗；冬天气温较低，尽量不要暴露出颈部，注意采取保暖措施，如系围巾；日常气候变化，温差较大时也应注意颈部保暖，及时添加衣物。

02 落枕

落枕的常见发病经过是入睡前并无任何症状，晨起后却感到项背部明显酸痛，颈部活动受限。这说明病起于睡眠之后，与睡枕及睡眠姿势有密切关系。

什么是落枕

落枕又称"失枕"，是常见的颈部软组织损伤之一。临床上以急性颈部肌肉痉挛、强直、酸胀、疼痛以致转动失灵为主要症状，严重者疼痛向头部及上肢放射。本病好发于青壮年，以冬春季多见，与睡枕及睡姿有密切关系。落枕病程较短，1周左右即可痊愈，及时治疗可缩短病程，不经治疗者也有可能自愈，但容易复发。

落枕的原因

中医认为，落枕是颈部软组织的损伤之一，古称失枕，《素问·骨空论》首次论述："失枕在肩上横骨间，折使揄臂齐肘正，灸脊中。"指出了本病的发病部位及治疗方法。清·胡廷光《伤科汇纂·旋台骨》载有："有因挫闪及失枕而颈强痛者。"本病的病因病机应从以下几方面认识。

睡姿不良，颈盘受挫 | 落枕多因睡觉时枕头过高、过低或过硬，或睡姿不良，头枕过度偏转，使颈部肌肉长时间处于一种过度牵拉状态而损伤。这种损伤往往较轻，经治疗会很快痊愈。

风寒侵淫	颈肩裸露感受风寒致使颈筋气血凝滞、筋脉不舒，而发生颈肩疼痛。此型有风邪偏盛与寒邪偏盛两种类型，应注意分辨。
肝肾亏虚，复感外邪	平素肝肾亏虚之人，缺乏筋肉锻炼，身体衰弱，气血不足，循行不畅，舒缩活动失调；或有颈椎病，久伤不愈或筋骨萎弱、疲劳过度复感风寒侵袭，致经络不舒，肌肉气血凝结而痹阻不通、僵凝疼痛而发生本病。

落枕的症状、体征

落枕起病突然，睡醒后突然出现颈部疼痛，或在颈部扭动时突然发病，主要表现为疼痛，头歪向患侧，颈项活动受限，转头时上身亦同时转动，以腰部代偿颈部的旋转活动。疼痛范围各不相同，一般集中在颈部，也可超过颈根部至一侧肩臂部。头颈僵直状弯曲并转向健侧偏斜，活动限制呈斜颈。一旦转向患侧，即发生剧痛，并可传导到头颈部斜方肌或肩部。

落枕时颈部肌肉痉挛，尤其以胸锁乳突肌和斜方肌明显，触之如条索状或块状。肌肉压痛阳性，压痛点多在乳突、肩胛骨内上角等处。风寒外束者，在颈项僵痛的同时，可有恶风、头痛、微发热等表证。椎间孔挤压试验及臂丛神经牵拉试验均为阴性。

X线检查可表现为颈椎生理曲度变直。实验室检查多无异常。

中医推拿正骨治疗落枕

推拿是治疗落枕的有效方法，以舒筋活血、温经通络为原则，使颈项部气血通畅，肌肉放松。

放松手法

患者坐位，医者立于后方，用轻柔的拿法、一指禅推法、揉法等在患侧颈项及肩部治疗，以放松痉挛的颈项部肌肉。找到明确的压痛点和痉挛的条索状硬块后，配合轻缓的头部前屈、后伸及左右旋转活动，用拿法提拿颈项及肩部或弹拨紧张的肌肉，使之逐渐放松。

颈部扳法

待颈项部肌肉放松后，用摇法，使颈项做轻缓的旋转。摇动数次后，在颈部微向前屈位时，迅速向患侧加大旋转幅度做扳法。手法要稳妥而快速，旋转幅度要在病人能忍受的范围之内。

结束手法

患者坐位，按拿风池、风府、风门、肩井、天宗等穴，手法由轻到稍重。再拿颈椎棘突两侧肌肉。最后可在患部用擦法，以活血止痛。

注意

落枕急性期手法操作宜轻柔，不可用重手法，操作时间不宜过长，以免加重损伤。

严重落枕，颈部不敢转动者，行推拿治疗前可先按揉患侧天宗穴2～3分钟，并嘱患者轻缓转动颈项。当疼痛稍减后，再用上述推拿治疗。

手法操作时的扳法不可强求弹响声，以免造成损伤。

灸法治疗落枕

取穴

阿是穴、风池、天柱、肩中俞、落枕穴、悬钟。

操作

可用艾条灸、艾炷灸、温针灸、温灸器灸，每次选3～5个穴位，每穴灸10～20分钟或5～7壮，每日1次，10日为1个疗程，间隔2～3日可行第2个疗程。高血压患者不宜重灸。

热敷治落枕有奇效

热敷适用于症状较轻、疼痛不甚或日久不愈的患者，起辅助治疗作用。

贴法

消痛贴膏、复方南星止痛膏等外用。

敷药

选用可温经散寒、行气活血止痛的药物，加热后用布包裹，热熨患处，对于风寒湿浸淫所致的落枕有较好的疗效。亦可用黄沙、米糠、麸皮、吴茱萸等炒热后入布袋热敷患处，或用铁砂加热后与醋水煎成的药汁搅拌后，热熨患处。适用于肝肾亏虚、颈痛久治而不愈者。

擦法

可采用活络油等外擦，也可采用中药浓煎后外擦，起到温经通络、散寒除湿、缓急止痛的功效。

运动康复

颈部的前屈后伸法

两脚平行分开，与肩同宽，双手叉腰，在练功前可先进行深呼吸，然后在吸气时抬头看天，使前额尽量保持最高位置，再呼气使颈部还原；再行吸气并使头前屈看地，然后还原。

颈部的大回环动作

两脚平开，与肩等宽，双手叉腰，头颈自左开始做缓慢的回旋运动，回旋一圈后，再从右行反方向运动。左旋时吸气，右旋时呼气。

如何预防落枕

落枕具有自愈性，一般1周后即可痊愈，不存在康复治疗的问题，经过积极治疗可缩短病程。但对于反复发生落枕者，则是患者本身存在颈部软组织劳伤，外平衡失调，所以在微小的剪力作用下即可发病。这部分患者在临床治愈后，一是应继续治疗软组织疾患，二是在医生的指导下加强颈部肌肉的运动锻炼，经较长一段时间的康复治疗方能真正达到治本的目的。

落枕主要还是靠预防，最重要的一点是睡眠的枕头要高低适宜。一般来讲，枕头的高度应符合个体的颈椎的生理曲度，以中间低、两头高的枕头最好，枕芯应选择质地柔软、透气性能好的填充物。同时养成良好的睡眠姿势，可用平卧或侧卧位，平卧时最好在腘窝下垫一个软硬适度的枕头，使膝盖稍屈。注意睡眠时颈部保暖，勿使颈肩部直接暴露在风口处。平时要经常进行颈部的功能锻炼。若患者本身患有颈部软组织疾病而落枕反复发作的话，治愈软组织疾病是预防落枕的根本方法。

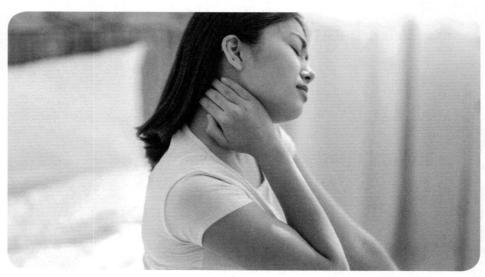

03 肩周炎

肩周炎又称肩关节周围炎，多发生在 50 岁左右，俗称"五十肩"，又由于发病时肩关节的活动度大大下降，故又被称作"冻结肩"。该病以肩部疼痛为主，夜间痛甚，逐渐加重。女性发病率高于男性，重体力劳动者多见。肩周炎其实是一种自愈性疾病，常在 1 年左右自发好转，但由于恢复时间较长，疼痛难忍，活动困难，严重影响了患者的生活质量。因此我们建议，患上肩周炎要尽早诊治。

认识肩周炎

为什么会得肩周炎

要解答这个问题，我们首先要了解一下肩关节。肩关节可以说是人体各关节中活动度最大的一个关节，它的关节囊较为松弛，各范围活动度较大，它的稳定性主要依靠周围包裹着的肌肉、肌腱和韧带来维持。也由于它的活动度较大而最容易受伤。同时，肩关节也是人体活动最多的关节之一，其周围的肌腱、韧带等稳定结构经常受到摩擦、挤压。了解到这些特点后，我们就可以总结一下肩周炎到底是怎么来的。

退变、老化	重体力劳动者、运动员等，经常过度活动肩关节的人群，由于其肩关节韧带、肌腱经常受到摩擦、挤压，时间长了，这些结构的弹性和韧性大大降低，容易发生损伤。又由于这些肌腱、韧带损伤后血供较差，恢复很慢，日积月累会形成慢性损伤，最终诱发肩周炎。

慢性劳损	不当的体育活动导致肩周韧带、关节囊、肌腱等损伤，治疗不及时或治疗不当，最终发展成肩周炎。
其他因素	肩关节外伤。其他原因导致的上肢外伤，或肩外因素导致的损伤，肩关节固定过久，肩周组织挛缩、粘连，发展成肩周炎。

肩周炎有哪些症状

肩部疼痛	"痛"这一个字就可以概括肩周炎了。在早期，炎性因子大量生成，刺激肩周软组织丰富的神经末梢，肩周开始出现疼痛，此时疼痛多为慢性、阵发性；此后，疼痛逐渐加剧，转变为钝痛，甚至是刀割样疼痛。有些患者自己描述，这种痛烈剧难忍，特别是在夜间，有时候能被痛醒，夜不能寐，不能向患侧卧，白天时自行缓解；当天气变凉时，由于肩周皮肤温度降低，血液流动减慢，炎性物质不断积累，疼痛范围扩大，甚至影响到颈项及上臂；此外，还有些患者在劳累后疼痛加重，痛不能碰，在肩部受到轻微牵拉时，甚至会感觉到撕裂样剧痛。
活动困难	正常肩关节可以完美地完成各个方向上的活动，而一旦有了肩周炎，活动范围和活动能力大大下降，特别是外展、上举、背伸的时候。这主要是因为最开始的时候炎症浸润，惧怕疼痛而不敢活动；随着病情进展，疼痛逐渐加剧，患者因剧痛不能活动；最后，肩关节形成粘连、挛缩，想动而动不了。肩周炎活动困难体现在生活中的方方面面，比如梳头、穿衣服、背手、够高处的东西等，给生活造成了极大的不便。
怕冷	肩周炎由于肩关节活动能力下降，肩周血液流速变缓，体内阳气不能布达，容易出现肩周怕冷；同时气温下降、肩部受凉等会反过来导致肩周血流缓慢，炎症集中，不能很好地流到身体其他部位代谢掉，从而进一步加重肩周炎的症状。

压痛	多数患者在肩关节周围可触到明显的压痛点，少数呈肩周软组织广泛性压痛，无压痛点者少见。
肌肉痉挛与萎缩	肩周围肌肉早期可出现痉挛，晚期可发生失用性肌萎缩，出现肩峰突起、上举不便、后弯不利等典型症状，此时疼痛症状反而减轻。
X 线及化验室检查	常规 X 线摄片大多正常，老年患者或患病时间较长者可见骨质疏松，但无骨质破坏，可在肩峰下见到钙化阴影。实验室检查大部分正常。

中医认识肩周炎

中医认为，肩周炎的确切病因未明，但一般认为与下列因素有关：年过五旬，肝肾渐衰、气血亏虚、筋肉失于濡养、局部组织退变，常常是本病的发病基础。加之肩部外伤劳损、外感风寒湿邪或因伤长期制动，易致肩部筋脉不通、气血凝滞、肌肉痉挛，是诱发本病的常见因素。外伤劳损为其外因，气血虚弱、血不荣筋为其内因。

肩周炎的中医分型

风寒湿阻	肩关节冷痛，活动受限，患处沉重，遇寒痛增，得温痛减，舌质淡红，苔薄白，脉沉紧。
血虚寒凝	肩关节冷痛，得温痛减，遇寒加重，肩部活动受限，头晕眼花，面色淡白，舌质淡，苔薄白，脉沉迟细。
瘀血阻络	肩关节刺痛固定，疼痛拒按，入夜尤甚，活动受限，舌质紫暗，苔薄白，脉涩。

肩周炎与肩袖损伤的鉴别

肩关节周围有四条肌腱紧紧包裹着这个关节，像袖子一样辅助着肩关节的活动，叫肩袖。一些剧烈的活动，比如打羽毛球时的扣球动作，可能会导致肩袖撕裂，从而出现肩痛、肩膀抬不起来等，严重的肩袖损伤需要尽早手术修补。当肩袖损伤后，最开始时需要固定、休息，给损伤的肩袖提供一个愈合的环境，这个时候如果错把肩袖损伤当成肩周炎，不停地进行锻炼，不仅不会好转，甚至会对肩袖造成更严重的撕裂。

其他会引起肩痛的疾病还包括类风湿性关节炎、肩峰下撞击综合征、肱二头肌长头肌腱炎等，需要仔细区别，并不是所有的肩痛都一定是肩周炎。

避免肩周炎，预防很重要

端正坐姿

不正确的姿势更容易引发肩周炎，那么我们需要改正的就是用电脑的习惯。正确的姿势是肘角保持90°，肘角倚靠在电脑椅扶手上。注意不要连续长时间维持同一个姿势，即便你按照标准姿势做了，也只是部分缓解了颈肩部的肌肉紧张，时间久了肩膀还是会酸痛。所以要隔一小时左右起来活动几下，让紧张的肌肉充分舒展。

睡觉时选择合适的枕头

选择高低适中的枕头，符合颈部的生理曲线，通常仰卧、侧卧等各个睡姿均可，侧卧时尤其要注意避免下位肩膀的过度受压。可选择厚薄相宜的软枕垫在耳侧，维持颈肩部的相对位置。

适当运动锻炼

正常肩关节的活动度是非常大的。在肩周炎预防过程中，最重要的一点就是功能锻炼。每天坚持运动，比如骨筋肉康复养生操、慢跑等，可以加快肩周血液流动，避免炎症积累，从而保持良好的肩关节功能状态。如果你不幸已经患上了肩周炎，也应该多做功能锻炼。可以在疼痛能承受的范围内，做爬墙、打太极拳、哑铃、双臂悬吊等运动，充分伸展、拉伸肩关节，将粘连的肌腱、韧带、关节囊缓慢拉开。在这个过程中，一定要坚持，因为越不练，粘连就会越严重；同时，锻炼应循序渐进，不可操之过急，要在疼痛可以忍受的范围内，切勿暴力锻炼，以免造成更严重的损伤。

注意防寒保暖

肩关节怕冷，并且夜间和受凉时症状容易加剧。这主要是因为随着寒气侵袭，肩周血管紧缩，血流变缓。在这个过程中，组织新陈代谢减慢，代谢废物清除率降低，炎症不断积累，疼痛进一步加重，最终影响了肩关节活动功能。因此在日常生活中，我们一定要注意肩关节的防寒保暖，特别是夏季，避免空调直吹。

注意相关疾病

患有颈椎病、肩袖损伤、肱二头肌长头肌腱炎、肩关节或上肢骨折的人一定要注意，这些最容易发展成肩周炎。在治疗这类疾病的过程中，一定要关注肩关节的疼痛及活动度情况。即使是肩关节外伤或上肢骨折的朋友，在不影响外伤愈合进程的前提下，一定要遵照医生指导，尽早开展相关功能锻炼。

中医理筋推拿、针灸治疗肩周炎
理筋推拿手法

患者端坐位、侧卧位或仰卧位，术者先运用㨰法、揉法、拿捏法作用于肩前、肩后和肩外侧，用右手的拇、食、中三指对握三角肌束，做垂直于肌纤维走行方向的拨法，再拨动痛点附近的冈上肌、胸肌以充分放松肌肉；然后术者左手扶住肩部，右手握患手，做牵拉、抖动和旋转活动；最后帮助患肢做外展、内收、前屈、后伸等动作，解除肌腱粘连，帮助功能活动恢复。理筋推拿手法治疗时会引起不同程度的疼痛，要注意用力适度，切忌简单粗暴，以患者能忍受为度，隔日治疗1次，10次为1个疗程。

对长期治疗无效、肩关节广泛粘连、活动功能障碍的患者可以运用扳动手法松解肩部粘连；施法应在臂丛麻醉或全麻下进行，使肌肉放松，避免并发骨折。对于合并有肩关节半脱位或严重骨质疏松症的患者应慎用或禁用。

针灸治疗

取肩髃、肩髎、臂臑、巨骨、曲池等穴，并可"以痛为腧"取穴，常用泻法，或结合灸法，每日1次。

肩周炎的饮食注意事项

肩周炎发病期间，应选择具有温通经脉、祛风散寒、除湿镇痛作用的中药材和食物，如附子、丹参、当归、鸡血藤、川芎、羌活、枳壳、蕲蛇、蚕沙、川乌、肉桂、桂枝、三棱、莪术、黄檗、胆南星、两面针、青风藤、天仙子、薏米、细辛、木瓜、葱、白花椒、豆卷、樱桃、胡椒、生姜等。

静养期间则应以补气养血或滋养肝肾等扶正法为主，宜吃桂皮、桑葚、葡萄、板栗、黄鳝、鲤鱼、牛肝、红枣、阿胶等。

少吃生冷性凉的食物，如地瓜、豆腐、绿豆、海带、香蕉、柿子、西瓜等。

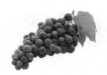

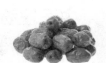

肩周炎的食疗方

（附子生姜炖羊肉） 适合阳虚寒凝体质

原料： 熟附子 10 克，生姜 20 克，羊肉 500 克，盐、料酒、八角、葱段、生抽、胡椒粉各适量

做法：

① 将羊肉洗净，切块；生姜去皮，洗净，切片，备用。

② 锅中加水煨炖羊肉，煮沸后加入生姜片、熟附子，再加上生抽、料酒、八角、葱段。

③ 共炖 2 小时左右，至羊肉熟烂后加入盐、胡椒粉调味即成。

（菟丝子烩鳝鱼） 适合肾阴虚体质

原料： 净鳝鱼 250 克，净笋 50 克，菟丝子、干地黄各 12 克，酱油、盐、食用油、淀粉、米酒、胡椒粉、姜末、蒜末、香油、蛋清各适量

做法：

① 将菟丝子、干地黄洗净煎 2 次，过滤取汁。

② 鳝鱼切片，加水、淀粉、蛋清、盐煨好放入碗内。

③ 炒锅入油烧至七成热，下入鳝鱼滑开，再放入净笋，炒至将熟时，倒入药汁，再放入调味料调味即可。

（川乌肉桂粥） 适合风寒湿痹型的肩周炎

原料： 制川乌 1.5 克，桂枝 10 克，肉桂 5 克，葱白 2 根，粳米 100 克，红糖适量

做法：

① 先将制川乌洗净，煎制 90 分钟。

② 下入洗净的桂枝、肉桂、葱白，再煎 40 分钟，取汁备用。

③ 药汁与洗净的粳米一同煮粥，粥熟后调入红糖稍煮即成。

姜丝炒肉片　　适合肌肉萎缩、活动障碍的肩周炎

原料： 牛肉 50 克，干辣椒、姜、花椒粉各 5 克，蒜 6 克，盐 4 克，食用油适量

做法：

① 将牛肉洗净血水，切成片状；姜去皮，洗净，切丝；蒜洗净，切片，备用。

② 把油加入锅内烧热，下入姜丝、蒜片、干辣椒炒香。

③ 下入牛肉片，爆炒，加盐、花椒粉和水稍焖即可。

桑枝鸡汤　　适合活动明显受限的肩周炎

原料： 桑枝 60 克，老母鸡 1 只，盐少许

做法：

① 将桑枝洗净。

② 鸡宰杀，去内脏，洗净，斩件，放入沸水中焯烫，去血水。

③ 将桑枝与鸡共煮至烂熟汤浓，加盐调味即可。

锁阳炒虾仁　　适合肾阳虚体质

原料： 锁阳 15 克，核桃仁 15 克，虾仁 100 克，姜、葱、盐、素油各适量

做法：

① 把锁阳、核桃仁洗净，虾仁洗净，姜切片，葱切段。

② 锁阳放入炖杯内，加水 50 毫升，煎煮 25 分钟去渣，留药汁待用。

③ 油锅置火上烧热，加入核桃仁，改用文火炸香，再下入姜、葱爆香，随即下入虾仁、盐、锁阳汁液，炒匀即成。

肩周炎的保健按摩方法

按摩缺盆穴

手指在缺盆穴（人吸气时两肩的锁骨形成的窝中间）处轻轻地摩动，慢慢地提捏。提捏的劲道采取"落雁劲"，就好像是大雁落沙滩那样，看似轻柔，但内带劲力。

点按肩井穴

每天点按肩井穴（位于大椎与肩峰端连线的中点）3次，每次3~5分钟。

点按膏肓穴

膏肓穴位于人体的背部，当第四胸椎棘突下，左右旁开3寸。每天用拇指点按膏肓穴3次，每次3~5分钟。

肩周炎，三分治，七分练

肩周炎，三分靠治，七分靠练。不论是吃消炎止痛药，还是针刀、针灸、穴位注射，其本质都是医生通过外部的一些干预来暂时解决病痛，当回到家，这些干预撤掉以后，效果可能会没那么持久。那什么样的治疗才算持久呢？

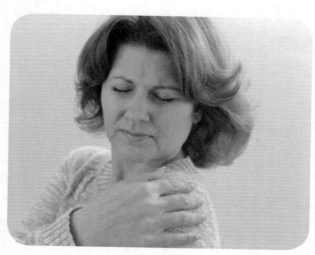

就是靠自身的锻炼。医生的治疗只占三分，自己的锻炼才占主导。通过合理的锻炼方式，自己解决掉肩周炎，不用再找医生。下面就为您介绍一些肩部的骨筋肉锻炼方法。

手指爬墙

面墙站立，患肢手指慢慢顺墙面爬行，每天记录爬墙到达的高度，坚持每天练习3组，每组50次以上。练习时切记勿贪多求快，宜循序渐进，避免暴力动作，以防止造成更大的损伤。

直臂外展

站立，双臂自然下垂，慢慢外展双臂直至最大程度。每天坚持练习3组，每组50次以上。

托肘悬肩

身体站直，以健侧手托住患侧肘部，辅助患侧肩膀顺时针画圈5个、逆时针画圈5个为一组，一次做大约10组。

画圈运动

站立位，双臂自然下垂。抬举患臂，做画圈动作。该过程中，尽量最大幅度地拉伸到患侧肩关节。反复多次。

掌搓腰腹

直立，双臂自然下垂。抬举手臂，双掌贴腹，五指指尖朝下，上下掌搓，并同时逐渐从前腹移到侧腹部及后腰至最大程度。再从后腰搓回前腹。反复多次。

弯腰甩臂

腰前倾，患侧手臂向前后方向甩动，在疼痛可承受范围内，甩的幅度越大越好。每天3组，每组50次以上。

悬臂画圆

腰前倾，患臂做大幅度画圆，先顺时针后逆时针，各30次，每天重复练习。

太极云手

站立位，双脚分开与肩同宽，先抬左臂，屈肘，以上臂带动前臂顺时针画弧，同时屈右肘，以右上臂带动右前臂向左画弧，再由双上臂带动前臂回旋打开，左手掌斜向后下，右手掌斜向前上，头转向右侧，目光跟着右手，双臂充分外展打开。重复15～20次。

综合拉伸

①坐位或站立位，双臂前伸，两掌相对；

②手掌旋转为手背相对（左侧手掌顺时针旋转，右侧手掌逆时针旋转）；

③双臂平行于地面交叉，双手掌相扣，手指交叉；

④以双肘连线为轴线，前臂慢慢弯曲并画圆，再慢慢伸直拉伸；

⑤保持拉伸状态左右摇晃；

⑥双手松开，手掌向上平行于地面做托盘状，双上臂紧贴身体两侧，双上臂在保持托盘状姿势下缓慢平移至双肩后，使胸廓打开；

⑦双手自双耳侧开始慢慢抬举双臂至完全伸直，再慢慢放下至水平状，手心相对。

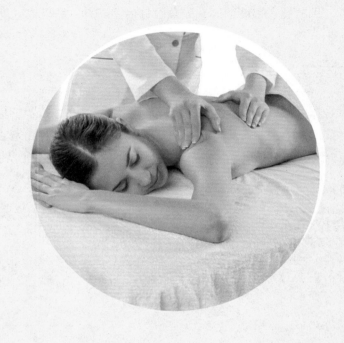

　　腰椎是脊柱负重量较大、活动较灵活的部位，
支持人体上半身的重量，能做前屈、后伸、侧屈、旋转等各个方向的运动，
　　在身体各部运动时起枢纽作用，
　　成为日常生活和劳动中活动最多的部位之一。
因此，腰部的筋膜、肌肉、韧带、小关节突、椎间盘等易于受损，
　　产生一系列腰部筋伤的疾患。

第二章

常见腰部病症预防和护理

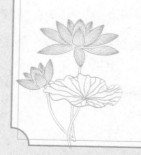

01 急性腰扭伤

急性腰扭伤是腰部疾病中最常见的一种，其特点是腰痛症状在扭伤后立即出现，症状严重而不伴有下肢的神经症状，病程短而易于恢复。

什么是急性腰扭伤

急性腰扭伤是指腰部筋膜、肌肉、韧带、椎间小关节、腰骶关节的急性损伤，俗称闪腰、岔气。若处理不当或治疗不及时，也可使症状长期延续，变成慢性。腰部扭挫伤是常见的筋伤疾病，多发于青壮年、体力劳动者及偶尔参加体力劳动者。

腰部扭伤多因突然遭受间接暴力致腰肌筋膜、韧带损伤和小关节错缝。如当脊柱屈曲时，两侧竖脊肌收缩，以抵抗体重和维持躯干的位置，此时若负重过大或用力过猛，致使腰部肌肉强烈收缩，可引起肌纤维撕裂；当脊柱完全屈曲时，背伸肌肉不再收缩，主要靠棘上、棘间、髂腰等韧带来维持躯干的位置，此时若负重过大或用力过猛，则引起韧带损伤；腰部活动范围过大、过猛，弯腰转身突然闪扭，致使脊柱椎间关节受到过度牵拉或扭转，可引起椎间小关节错缝或滑膜嵌顿。

中医对腰扭伤的辨证分型

气滞络阻型

腰痛时轻时重，痛无定处，重者腰部活动受限，行走困难，咳嗽震痛，舌苔薄，脉弦数。

血瘀气阻型

腰痛局限于一侧，局部瘀肿，压痛明显，腰部活动受限。或有腹胀，大便秘结，舌质略有瘀点，脉弦紧。

中医推拿正骨治疗急性腰扭伤

急性腰扭伤采用推拿治疗可获显著疗效。推拿具有行气活血、消肿止痛、舒筋活络的作用，通过手法可以缓解肌肉痉挛、改善血循环、消除瘀滞，加速瘀血的吸收，促进损伤组织的修复。

松解手法

患者俯卧位，肢体放松，医者站于患侧，先用按揉手法在腰椎两旁骶棘肌往返治疗3～5遍，然后用两手拇指与其余四指对称用力，轻柔地拿揉腰背部肌肉，方向与肌腹垂直，从腰1至腰骶部，由上而下，重点拿揉腰椎两侧骶棘肌和压痛点，反复拿揉2～4分钟。可缓解肌肉痉挛，改善局部血循环。

点拨止痛法

以双手拇指点按肾俞、膀胱俞、气海俞、大肠俞等背俞穴及压痛点，每穴0.5分钟。然后在痛点或肌痉挛处施弹拨手法，每处3～5次。可解痉止痛，松解粘连。

理筋整复法

医者一手掌按住腰骶部，另一手肘关节屈曲，用前臂抱住患者一侧大腿下1/3处施腰部后伸扳法，有节奏地使下肢一起一落，反复5～8次，随后摇晃旋转腰骶和髋部，两侧各数次。然后患者侧卧位，患肢在上，屈膝屈髋，健肢在下，自然伸直，医者一手扶按肩前，另一手扶按髋臀部，快速地斜扳，即可听到复位的弹响声。此法可调整腰椎后关节紊乱，使错位的关节复位、嵌顿的滑膜回纳。

整理手法

医者以掌根或小鱼际着力，在患者腰骶部施揉按手法，从上至下，先健侧后患侧，边揉按边移动，反复3～5次，然后用小鱼际直擦腰部两侧膀胱经，横擦腰骶部，以透热为度，必要时配合局部湿热敷，以达到舒筋通络、活血止痛的目的。

急性腰扭伤的食疗方

附子蒸羊肉　适合肾阳虚体质、老年患者腰扭伤

原料：鲜羊肉1000克，附子5克，葱段、姜片、料酒、肉清汤、盐、熟猪油、味精、胡椒粉各适量

做法：

① 将羊肉洗净，切片，放入锅中，加适量清水及附子，煮至羊肉七成熟，附子无麻辣感，捞出。

② 取一个大碗依次放入羊肉、葱段、姜片、料酒、肉清汤、盐、熟猪油、味精、胡椒粉，拌匀。

③ 放入沸水锅中隔水蒸熟即可。

姜黄木瓜豆芽汤　适合血瘀气阻型

原料：姜黄、木瓜各10克，黄豆芽250克，猪油适量，盐6克

做法：

① 将黄豆芽、姜黄、木瓜洗净。

② 将姜黄和木瓜放入砂锅内，煎汁去渣。

③ 放入黄豆芽、猪油同煮汤，熟后再加盐调味即可。

金针菇蟹肉羹　适合气滞络阻型

原料： 蟹足棒 100 克，金针菇 1 包，鸡蛋 2 个，生姜丝 20 克，色拉油 20 毫升，精盐少许，鸡精、葱段、香菜末各 3 克

做法：

① 将蟹足棒切丝，金针菇洗净。

② 净锅上火倒入色拉油，将葱段爆香，倒入水，下入金针菇、蟹足棒、生姜丝，调入精盐、鸡精煲至熟，打入鸡蛋，撒上香菜末即可。

急性腰扭伤的运动康复

腰部柔韧性体操

两脚并拢站立，背肌伸直，两手叉于腰部，先深深地吸一口气，然后一边慢慢地呼气，一边上半身向右弯曲，与此同时，脸要尽量向右后方看；呼气后放松全身力量，恢复原来的姿势，以相反方向做同样运动。左右交替各做5次，注意配合呼吸。

腰背肌力量练习

①俯卧位，头偏向一侧，双手在腰后紧握，以腹部为支点，头胸部和双下肢抬起，注意膝关节保持伸直。每次抬起维持5～10秒，做10次后休息1～2分钟，再做10次，可重复2或3次。

②五点支撑法：取仰卧位，双侧屈肘、屈膝，以头、双足、双肘五点为支撑，用力将腰拱起（亦可用双手掌托腰拱起），反复练习。

③三点支撑法：经五点支撑锻炼后，腰部肌肉较好者可把双臂置于胸前，以头及双足三点为支撑，头、脚用力做拱腰锻炼，反复多次。

④四点支撑法：即在前者的基础上，以双手、双足四点支撑做拱桥式锻炼，反复多次。

后退行走练习

定位，抬头挺胸，双目前视，两臂自然下垂，随后退行走自然摆动。开始练习时，可向前走10步，然后后退10步，反复进行，逐渐增加步数，至后退走100~200步。每次练习1或2次。

预防和生活护理注意事项

急性腰扭伤是腰部肌肉、韧带、关节囊、筋膜的急性损伤所致，因此预防本病的关键是注意对腰部的保护。

正确的劳动姿势

日常生活中要掌握正确的劳动姿势，如扛、抬重物时要尽量让胸部挺直，屈髋屈膝，起身应以下肢用力为主，站稳后再迈步；搬、提重物时，应取半蹲位，使物体尽量贴近身体。

劳动时有保护措施

尽可能加强劳动保护，在做扛、抬、搬、提等体力劳动时，应使用护腰带，以协助稳定腰部脊柱，增强腹压，增强肌肉工作效能。

防寒保暖

如在寒冷潮湿环境中工作后，应洗热水澡以祛除寒湿，消除疲劳。

患病后积极采取有效治疗，防止转为慢性

治疗期间，腰部宜卧硬板床，制动3~5天，以利损伤组织的修复，并注意局部保暖。病情缓解后，适当加强户外活动。

急性腰扭伤后，卧床休息是最基本的治疗。卧床休息不仅有利于解除腰肌痉挛，减少活动和减轻疼痛，而且有利于促进损伤组织的修复和愈合。对于合并久治未愈的棘上、棘间韧带撕裂，疼痛严重者，应行手术修补。

02 慢性腰肌劳损

慢性腰肌劳损日积月累，可使肌纤维变性，甚而少量撕裂，形成瘢痕或纤维条索或粘连，遗留长期慢性腰背痛，常被用作没有明确器质性病变的慢性腰背部疼痛的总称，也有人称之为功能性腰痛。

什么是慢性腰肌劳损

慢性腰肌劳损是指由急性扭伤失治或慢性积累性损伤引起的腰部肌肉、筋膜与韧带等软组织的一种慢性损伤，主要症状有腰部酸痛、胀痛、刺痛或灼痛，腰部酸胀无力，或伴有沉重感。气温下降时，腰部受凉时，或劳作后疼痛加剧。

中医对慢性腰肌劳损的认识

腰肌劳损属中医"腰痛"范畴，中医认为腰肌劳损是因感受寒湿、湿热、气滞血瘀、肾亏体虚或跌仆外伤所致，其病理变化常表现出以肾虚为本、感受外邪的特点。临证首先宜分辨表里、虚实、寒热：感受外邪所致者，其证多属表、属实、发病骤急，治宜祛邪通络，根据寒湿、湿热不同分别施治；由肾精亏损所致者，其证多属虚，常见慢性反复发作，治宜补肾益气为主。

中医推拿治疗慢性腰肌劳损

慢性腰肌劳损的推拿治疗目的在于舒筋活血、温经通络。

舒筋活络法

取肾俞、大肠俞、八髎、秩边穴位。病人俯卧位，术者站于一侧，沿病人腰部两侧膀胱经用较重刺激的㨰法上下往返治疗5~6遍，然后用较重力度按揉大肠俞、八髎、秩边等穴；再直擦腰背部两侧膀胱经，横擦腰骶部，均以透热为度；最后拍击腰背部两侧骶棘肌，以皮肤微红为度。酸痛较重者可再在患部加热敷。

鱼际深揉法

患者俯卧，术者居一侧，用两手大鱼际交替深揉腰部肌群约5分钟，使肌群放松。此法为止痛术准备性手段。

肘尖点按法

患者俯卧，术者用右肘尖自上而下点压腰椎棘突旁开五分（约2厘米）处的所有部位，点压由浅入深，缓缓下沉，用力深透，共约5分钟。此法缓解疼痛、改善腰部组织不平衡状态的效果较好。

穴位搓摩法

患者俯卧，术者用两手大鱼际或掌根以每秒4次的频率深而有力地交替搓摩位于第二腰椎棘突下旁开4.5厘米处的肾俞穴，位于第四腰椎棘突下旁开4.5厘米处的大肠俞和八髎穴，各1分钟左右，以温热为度。之后重点搓摩疼痛明显的部位1~2分钟。此法可温通经气，散寒止痛。

肘尖拨揉法

患者俯卧，术者用两侧肘尖交替在腰部的痛点部位及放射区域进行大幅度深而有力的拨揉活动。肘尖拨揉要持续进行，不可时动时止，更不可滑动表皮以损伤皮肤。此法对缓解劳损性腰痛具有手到痛止的良好疗效。

下肢屈伸法

患者仰卧，术者站在双脚一侧，两手同时抓住患者左右髁部，再将髋膝关节最大限度地弯曲，然后最大限度地拉开，如此反复十数次。患者缓缓坐起，术者站在患者背后，改用叩击松腰法，即术者将右手握成空拳状，以每秒2次频率持续叩击腰部所有部位，使其充分放松。

慢性腰肌劳损的饮食注意事项

因风寒湿引起的腰肌劳损者，宜食用具有祛寒湿、通经络作用的药材与食材，如乌药、独活、续断、延胡索、香附、荆芥、羊肉、花椒、茴香等。

因肾气亏虚引起的腰肌劳损者，宜摄入补肾强腰的药材和食物，如杜仲、补骨脂、牛膝、牛大力、狗脊、核桃、猪腰、猪骨、牛奶、板栗等。

慢性腰肌劳损的食疗方

木瓜煲羊肉　祛寒湿、通经络

原料： 木瓜 300 克，羊肉 300 克，伸筋草 15 克，盐、味精、胡椒粉各适量

 做法：

① 木瓜洗净，去皮，切成块；伸筋草洗净备用；羊肉洗净，切块。

② 锅置火上，加水煮开，放入羊肉先炖煮20分钟，再加入木瓜、伸筋草，待羊肉熟烂后，加盐、味精、胡椒粉调味即可。

板栗排骨汤 补肾强腰，舒筋活络

原料：排骨 500 克，胡萝卜 1 根，板栗 250 克，盐 1 小匙

 做法：

① 将板栗剥去壳后放入沸水中煮熟，捞出备用；排骨洗净放入沸水中余烫，捞出备用；胡萝卜削去皮、冲净，切成小方块。

② 将所有材料放入锅中，加水至没过食材大火煮开后再改用小火煮约 30 分钟。

③ 煮好后加入盐调味即可。

川牛膝炖猪蹄 补肾强腰

原料：川牛膝 15 克，猪蹄 1 只，黄酒 80 毫升，盐 5 克，味精 3 克，胡椒粉 2 克

做法：

① 猪蹄刮净去毛，剖开两边后切成数小块，洗净；川牛膝洗净。

② 猪蹄、川牛膝、黄酒一起放入大炖盅内，加水 500 毫升，隔水炖。

③ 炖至猪蹄熟烂，去川牛膝，下入盐、味精、胡椒粉，余下猪蹄肉和汤食用。

慢性腰肌劳损的肌肉锻炼

加强腰背伸肌锻炼，是治疗慢性腰肌劳损的重要辅助手段。

小燕飞

俯卧位，双臂放于身侧，两腿伸直，将头、上肢和下肢用力向上抬起，如飞燕状，坚持10秒，早晚各1次，每次各做20~30下。

臀桥

仰卧位，双腿屈曲位，以双足、双肘及后头部为支点，用力将臀部抬高，呈拱桥状，坚持10秒，早晚各1次，每次各做20~30下。

腰部前屈后伸运动

在完成上述训练后，下床后起立，两手支撑腰部，然后稳健地做腰部充分前屈和后伸各5次。方法及数量同上。

大多患者经过5次治疗后腰部疼痛消失，脊柱活动正常，可自主翻身，独立行走。1个疗程的治疗后，嘱患者每日继续进行功能锻炼，早晚各1次，可长期坚持锻炼。

生活护理注意事项

慢性腰肌劳损治疗困难，重在预防。

保持良好的姿势

正确的姿势应是抬头平视、收腹、挺胸，维持脊柱正常的生理弧度，避免颈椎和腰椎过分前凸。在儿童和青少年发育期，尤其是学龄儿童，保持良好姿势最重要。姿势不良者应及时纠正；下肢或骨盆出现畸形或活动障碍时应纠正。

加强锻炼，提高身体素质

特别是常年坐着的人，腰背肌肉比较薄弱，容易损伤，因此应有目的地加强腰背肌肉的锻炼，如做前屈、后伸、左右腰部侧弯、回旋以及仰卧、起坐的动作，使腰部肌肉发达有力，韧带坚强，关节灵活，减少生病的机会。肥胖者应减肥，以减轻腰部的负担。注意自我调节，劳逸结合，避免长期固定在一个姿势上和强制的弯腰动作，如站久了可以蹲一蹲，蹲下不仅可使腰腿肌肉得到放松休息，而且也减少了体能的消耗。

工作中注意体位、劳逸结合

避免在不良的体位下劳动时间过长，改善体力劳动条件，单一劳动姿势者应坚持工间锻炼，或采用围腰保护腰部。慢性病、营养不良、肥胖者要注意休息，加强治疗；病后初愈、妊娠期、分娩后、月经期应注意休息，避免过劳；急性腰扭伤患者应彻底治疗。

03 腰背肌筋膜炎

腰背肌筋膜炎又称为腰背部肌肉风湿病、腰背部纤维织炎、腰背部肌筋膜综合征等。

什么是腰背肌筋膜炎

腰背肌筋膜炎是一种常见的腰背部慢性疼痛性病症。它主要是由于感受风寒湿邪或损伤而引起的腰背部肌肉、筋膜、肌腱、韧带等软组织的无菌性炎性病变，并伴有一定的临床表现。

腰背部肌筋膜炎多表现为腰背部、臀部弥漫性疼痛。两侧骶棘肌外缘及髂嵴上方7厘米处及骶髂关节部位，腰方肌在第1、2、3腰椎横突及第12肋止点部位，常为疼痛的引发区。在引发区某点受压后，可引发该点周围或反射区疼痛、压痛及肌紧张等。

腰背肌筋膜炎急性发病迅速，有时伴有肌痉挛，活动受限。慢性者起病隐蔽，疼痛时轻时重，或晨起痛重，轻度活动后可减轻，劳累后疼痛加重。

中医对腰背肌筋膜炎的认识

中医认为，筋膜炎在外是因感受风寒湿邪、外伤劳损等，导致筋膜受损、瘀血凝滞、肌肉痉挛、经络阻闭、气血运行不畅；在内则是因肾气亏损、肝失所养，内外交迫，从而发病。

风寒湿阻型

腰部疼痛板滞、转侧不利，疼痛牵及臀部、大腿后侧，阴雨天气疼痛加重，伴恶寒怕冷。舌淡苔白，脉弦紧。

气血凝滞型

晨起腰背部板硬刺痛，痛有定处，轻则俯仰不便，重则因痛剧而不能转侧，痛处拒按。若因跌仆闪挫所致者，多有外伤史。舌紫暗苔少，脉涩。

肝肾亏虚型

腰部隐痛，绵绵不绝，腿膝酸软无力，遇劳更甚，休息后缓解。舌淡苔少，脉细弱。

中医推拿正骨、针灸治疗腰背肌筋膜炎

推拿治疗

推拿治疗的目的是舒筋活血、疏通经络、减轻疼痛、缓解肌肉痉挛、防止肌筋粘连。常以揉按松解手法为主，操作方法如下。

①患者俯卧位，术者立于患侧，先用两手拇指或手掌，自大杼穴开始由上而下，经下肢环跳、委中、承山、昆仑等穴，施行揉按。然后重点揉按腰脊两旁肌肉，使其气血流畅、筋络舒展。

②仔细寻找触及激痛点，以双手拇指在激痛点上反复揉按，并在激痛点的内上方自棘突旁把骶棘肌向外下方推开，直至髂骨后上棘，如此反复操作3～5次。

③如果触及筋结或筋束，可用捏拿、分筋、弹拨、掐揉等手法松解，使变性的肌束松解、粘连分离，恢复其原舒缩功能。

④术者以掌根或小鱼际肌着力，在患者腰骶部施行揉摩手法，从上至下，边揉摩边移动，反复进行3～5次，使腰骶部感到微热为宜。

针灸治疗

取委中、承山、后溪、身柱、筋缩、肩外俞、风门、膏肓、督俞穴。

病人俯卧位，阿是穴、委中、承山、后溪穴用强刺激手法；身柱透筋缩，患侧肩外俞透风门，膏肓透督俞；刺身柱时，进皮后针尖指向筋缩缓缓捻转推进，使局部产生酸胀感，若能向下放散最好；刺肩外俞透风门、膏肓透督俞时，使局部产生酸胀感为度，留针20分钟。每日1次，10次为1个疗程。

腰背肌筋膜炎的饮食注意事项

平时饮食宜以清淡、易消化、易吸收的食物为主，可以适当多吃一点高蛋白、高纤维素和高维生素的食物来促进炎性水肿的吸收、消退，从而减轻病人肌筋膜炎的临床症状。

一定要禁食辛辣刺激食物，并且不能抽烟喝酒，也不能食用含过多食品添加剂的食物和喝含碳酸的饮料，以免导致肌筋膜炎症状的加重。

腰背肌筋膜炎的食疗方

牛膝蔬菜鱼丸 适合肝肾亏虚型

原料： 鱼丸 300 克，白菜、豆腐各适量，牛膝、石膏各 15 克，盐适量

做法：

① 将牛膝、石膏洗净，用纱布袋包起来，放进锅里，加水煎汁，取汁备用。

② 白菜洗净，切段；豆腐洗净，切块备用。

③ 锅中加 5 杯水，先将鱼丸煮至将熟时，再放入白菜、豆腐煮熟；大约 3 分钟后，再加入牛膝药汁略煮，以盐调味即可。

—— 鱼丸 ——

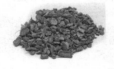
—— 牛膝 ——

—— 白菜 ——

板栗烧鳗鱼　适合肾虚体质

原料： 鳗鱼400克，板栗200克，葱2棵，姜10克，红辣椒1个，豌豆荚50克，盐5克，酱油4毫升，食用油适量

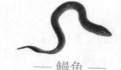

— 鳗鱼 —

做法：

① 鳗鱼处理干净切小段；葱洗净切段；红辣椒、姜洗净切片；豌豆荚洗净切段后，入沸水焯烫备用。

② 将鳗鱼沥干后，放入油锅中炸至表面金黄；板栗去壳后入锅蒸30分钟。

— 板栗 —

③ 锅中油烧热，放入葱段、姜片、红辣椒片爆香，淋酱油，放入鳗鱼及板栗，以小火煮至汤汁收干，放入豌豆荚煮熟，加盐调味即可。

芦荟炒苦瓜　适合湿热体质

原料： 芦荟15克，苦瓜200克，盐、香油、食用油各适量

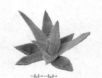

— 芦荟 —

做法：

① 芦荟去皮，洗净切成条；苦瓜去瓤，洗净，切成条，焯一下。

② 炒锅加油烧热，放苦瓜条煸炒，再加入芦荟条一起翻炒，加盐香油调味即可。

— 苦瓜 —

腰背肌筋膜炎运动康复

腰部保健操

①风摆荷叶：双臂水平伸直，然后左右上下摇摆，带动腰部运动。不要只摆双臂而腰部不动，幅度和频率灵活掌握。

②大漠荡舟：上身和下身做相向运动，当上身向左运动时，同时向右摆胯，反之亦然。

③摇橹过海：顾名思义是模仿摇橹的动作，既可正向摇，也可反向摇。动作幅度要适中，过大不易保持身体平衡，过小则达不到锻炼效果。

④企鹅登陆：双肩上下运动，以肩为中心做圆周运动，并带动腰部上下起伏运动。

⑤风吹杨柳：用双臂带动上身，进而带动腰部左右旋转，要舒缓、放松。

以上动作各重复30次左右。

锻炼腰背部肌肉功能

同慢性腰肌劳损（见74页）。

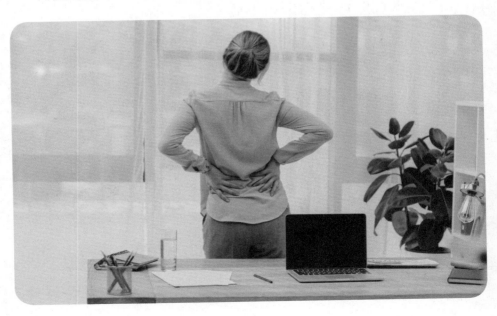

04 第三腰椎横突综合征

第三腰椎横突综合征多发于从事体力劳动的青壮年，男性比女性更容易患此病，在发病之前就有不同程度的腰部外伤史。

什么是第三腰椎横突综合征

第三腰椎横突综合征是指第三腰椎横突局部肌肉、筋膜急慢性损伤，刺激脊神经后支所出现的以腰臀腿痛为主要症状的临床综合征。它是腰痛疾病中最常见的病症之一。第三腰椎横突综合征属于急慢性腰部损伤的一部分，除横突局部的经筋损伤外，还会影响局部的纵向、横向经脉，所以腰臀腿痛症状繁杂。

第三腰椎横突综合征最突出的症状就是腰部疼痛，多表现为腰部及臀部弥散性酸痛，也可剧痛，有时可向大腿后侧及至腘窝处扩散，一般不超过膝关节。腰部活动时或活动后疼痛加重，有时患者翻身及行走均感困难，晨起或弯腰时疼痛加重。腰部后仰不痛，向对侧弯腰受限，严重时会影响日常生活及工作。

第三腰椎横突综合征多因急性腰部损伤未及时处理或长期慢性劳损所致。第三腰椎位居5个腰椎的中点，其两侧的横突最长，是腰肌和腰方肌的起点，并有腹横肌、背阔肌的深部筋膜附着其上。第三腰椎为5个腰椎的活动中心，其活动度较大，当腰腹部肌肉收缩时，此处受力最大，易使肌肉附着处发生撕裂性损伤。

第三腰椎横突部的急性损伤或慢性劳损，使局部发生出血、充血、肿胀、渗出、水肿等炎性反应，而引起横突周围瘢痕粘连，筋膜增厚，肌腱挛缩，以及骨膜、纤维组织、纤维软骨增生等病理改变。风寒湿邪侵袭可加剧局部炎症反应。

中医对第三腰椎横突综合征的认识

第三腰椎横突综合征在中医学中没有相应的病名，根据其临床表现，本病属中医学"腰痛"或"腰腿痛"范畴。由于气血瘀阻，感受风寒湿邪气而使局部经络气血流通受阻，痹阻不通。《厘正按摩要术》说："按能通血脉。""按也最能通气。"《素问·举痛论》曰："按之则血气散，故按之痛止。"

气血瘀滞型

外力扭伤，腰痛突然发作，疼痛剧烈，痛如针刺，固定不移，或见面色鳌黑，皮肤甲错，舌淡紫或暗，脉细涩或弦涩。

肝肾亏虚型

腰痛绵绵，反复发作，遇劳后疼痛加重。偏阴虚者，五心烦热，失眠盗汗，舌红少津，脉细数；偏阳虚者，畏寒肢冷，腰腹冷痛，得温痛减，舌苔薄白，脉细弱。

中医推拿治疗第三腰椎横突综合征

推拿通过松解横突周围瘢痕粘连，改善肌腱的挛缩和筋膜的增厚，从而解除神经血管囊的"卡压"症状，是治疗本病的重要手段。

> **放松腰背**
>
> 患者俯卧位，全身放松，医生站于患者侧方，一手挟在腰部，不用力，放松，另一上肢肩关节放松，先在腰背竖脊肌、第三腰椎横突顶端的两侧臀腿做轻揉法，肌肉张力有所减轻后，以深沉有力的擦法

在腰背竖脊肌、臀腿部、横突顶端两侧疼痛部位施术5～10分钟，以放松肌肉。

按揉横突处

患者俯卧位，全身放松，医生立于患者侧方，一手扶持在腰部不用力，放松，另一手拇指指腹着力于第三腰椎横突处施以按揉。手法要求缓和，由轻柔到深沉有力，力量深透，以患者有较强烈的酸胀感为度，如肌张力较高可延长本法操作时间5～10分钟。

点穴止痛

患者俯卧位，全身放松，医生立于患者侧方，用手拇指指腹点按大肠俞、肾俞、腰眼、八髎、委中、承山及阿是穴，要求每穴持续用力点按1～2分钟。

双指封腰

患者俯卧位，全身放松，医者立于患者侧方，用拇指指腹和中指指腹分别按压、弹拨第三腰椎横突顶端的两侧，弹拨时需与条索状硬块垂直方向施术，像弹拨琴弦样弹拨病变部位，由浅到深，由轻到重，同时配合按揉手法2～3分钟。手法要深沉缓和，力量透达，以患者有较强烈的酸胀感为佳。

肘压环跳

患者侧卧位，病侧在上，患肢屈曲，健肢伸直，医者立于患者前方屈肘，用肘尖压臀部环跳穴，或臀部条索状部位，用力由轻到重，力量深透，不可滑脱，持续2～3分钟，以患者有极强烈的酸胀痛和抽胀痛感为佳。

> ### 摩擦腰部
>
> 患者俯卧位，全身放松，医者立于患者侧方，沿患侧骶棘肌用深沉而缓和的揉法，上下往返治疗，同时配合腰部后伸被动活动。然后医者用掌根沿骶棘肌纤维方向快速往返用擦法2～3分钟，以透热为度。施擦法时亦可配用按摩膏。

针灸治疗第三腰椎横突综合征

针灸治疗第三腰椎横突综合征可缓解或消除临床症状，疗效较好。由于第三腰椎横突综合征病变的部位在腰部，其临床症状主要表现为腰臀腿疼痛，因此针灸治疗本病时，多从足太阳经选穴施治，同时要注意选取督脉和足少阳经的腧穴，进行经络辨证而施治。针灸治疗本病，当以疏通经络、舒筋散瘀、补肾强腰为法。

取穴

委中、肾俞、命门、秩边、大肠俞、气海俞、腰阳关、环跳、承扶、承山、昆仑、阿是穴。

方法

每次选3～5穴，急性期每日治疗1次。肾俞、命门用补法，其余穴位用中等刺激；肾俞穴直刺并微斜向椎体，深1.0～1.5寸；气海俞直刺2～3寸，使腰及臀部酸胀并向下肢放射。

第三腰椎横突综合征运动康复

背部练习

①俯卧平躺：双臂放于体侧，头转向一侧，保持深呼吸辅助放松，持续2~3分钟。

②俯卧伸展运动：双肘置于肩膀下方，使上半身支撑在前臂上，保持深呼吸辅助放松，持续2~3分钟。

③卧式伸展运动：保持俯卧姿势，双手放于臂膀之下，摆出准备做俯卧撑的姿势，伸直双臂，在疼痛可以忍受的情况下尽量撑起上半身，最后背部要伸展到最大，手臂也要尽量伸直，保持一定的节奏重复该运动，每次手伸直时保持1~2秒，每组10次，每天6~8组。

④平躺弯曲运动：平躺在地上或床上，双腿弯曲，双脚平放，使双腿靠近胸部，双手抱腿，在疼痛可以忍受的前提下，轻柔而缓慢地将两膝尽量靠近胸部，保持1~2秒，每组5~6次，每天3~4组。

⑤站立屈伸运动：两脚分开站立，双手放在后腰部，四指靠在脊柱两侧，躯干尽量向后弯曲，使用双手作为支点，每组10次，每天6~8组。

⑥站立弯曲运动：双脚分开站直，双臂放松在身体两侧，向前弯腰，双手在能承受的范围内尽量向下伸，迅速返回到初始姿势，每组5~6次，每天1~2组。

⑦坐式弯曲运动：将椅子放平稳，坐在椅子的边缘，双腿尽量分开，双手平放在腿上，向下弯腰，双手抓住脚踝，使身体继续向下弯曲，抓住椅子或者其他物体，每组5~6次，每天3~4组。

飞燕点水

患者采取俯卧位，抬头挺胸，两手及上臂后伸，膝不可屈，躯干和下肢同时用力后伸，呈反弓状，维持片刻，平卧休息，每次10秒，重复10~20次。

以上两套动作交替进行，每次 10~15分钟，每天进行2次，20天为1个疗程。运动康复应根据患者的体质状况，使锻炼的次数逐渐增多，动作的幅度逐渐加大。

生活护理注意事项

早期诊断、早期治疗

第三腰椎横突综合征早期诊断，无论对于临床疗效还是预后都至关重要。一般来讲，病程和疗效间有着密切的关系，病程越短，疗效越好，反之越差。早期明确的诊断可使医生获得治疗的最佳时机，使病情及时缓解、治愈。如在第三腰椎横突综合征的早期使用合理的推拿手法，可解除横突尖部和肌肉的粘连，消除肿痛，缓解局部的疼痛。如果仅仅使用中药内服外治等疗法，虽有一定疗效，但并不能解除局部病理改变，而留下进一步加重或发展的隐患。

经保守治疗无效，反复再发或长期不能治愈时，可考虑手术切除过长的横突尖及周围的炎性组织。术中可同时松解受压的股外侧皮神经，即可治愈。

改变不良劳动姿势

长期做腰部屈伸动作工作的人，应避免不良的劳动姿势，尽量避免长期弯腰工作；长期伏案工作的人应保持颈部和腰部的正确位置，使颈、背、腰形成一条直线，不要向左或右侧倾斜。在工作时保持头、身部与工作台之间的适当距离，颈、背、腰不要过度弯曲，纠正不良习惯，避免长期持久的疲劳性损伤。不要勉强搬运过重的物体，以免损伤腰部。

适当运动锻炼

第三腰椎横突比其他腰椎横突长，处于腰椎的中段，起到加强腰部的稳定性和平衡作用。由于生理的特异性，第三腰椎横突尖部会摩擦损伤腰背深筋膜和骶棘肌，日久人体在自我修复过程中，在一定条件下肌肉在第三腰椎横突尖部粘连而产生病理改变，产生疼痛并限制腰部屈伸活动。通过适当的运动锻炼，舒筋活络，使气血通畅，避免肌肉和横突的粘连，增加腰部肌肉收缩和舒张的能力，保证正常的生理功能，加强腰部的功能，可有效防止第三腰椎横突综合征的发生。

05 腰椎间盘突出症

腰椎间盘突出多是因为腰椎间盘退行性改变，纤维环老化，失去弹性，产生裂隙，或是在外力作用下，椎间盘纤维环破裂髓核脱出，突出于后方压迫相邻脊神经根、坐骨神经而产生的腰腿痛。常因行走、咳嗽、打喷嚏、弯腰或排便而引起疼痛加剧。

腰椎间盘突出症的常见原因和症状

腰椎间盘突出的基本病因是腰椎间盘的退行性变。在日常生活和工作中，长期腰部用力不当、姿势和体位不正确等都会加重退变的程度。症状如下：

腰痛	腰椎间盘突出症多见腰痛，发生率约91%，是最先出现的症状，疼痛性质一般为钝痛、放射痛或刺痛。
下肢放射痛	腰椎间盘突出症的绝大多数病人发生在L4/5、L5/S1间隙，故容易引起坐骨神经痛，发生率达97%。疼痛多呈放射性，由臀部、大腿后侧及小腿外侧到跟部或足背部。
马尾神经综合征	向正后方突出的髓核、游离的椎间盘组织，可压迫马尾神经，出现大小便障碍、鞍区感觉异常。
神经系统征象	80%的病人出现感觉异常，70%的病人出现肌力下降。

直腿抬高试验阳性	病人平卧直腿抬高下肢达 60% 以内即可出现坐骨神经痛，阳性率约 90%。在直腿抬高实验阳性时，缓慢放低患肢高度，待放射痛消失后，再将踝关节被动背屈，如再度出现放射痛，则为加强实验阳性，此为腰椎间盘突出症的主要诊断依据。

中医对腰椎间盘突出症的认识和分型

腰椎间盘突出症在中医学没有相应的病名，根据其临床表现，本病属中医学"腰腿痛""痹证"范畴。

风寒闭阻型

腰腿冷痛，渐渐加重，转侧不利，静卧痛不减，畏风恶寒，肢体发凉，阴雨天疼痛加重。舌质淡，苔白或腻，脉沉紧或濡缓。

湿热浸淫型

腰部疼痛，腿软无力，痛处伴有热感，遇热或阴雨天痛增，活动后痛减，恶热口渴，小便短赤。苔黄腻，脉濡数或弦数。

瘀血阻络型

腰腿痛如刺，痛有定处，日轻夜重，腰部板硬，俯仰旋转受限，痛处拒按。舌质暗紫，或有瘀斑，脉弦紧或涩。

肾虚型

腰酸痛，腿膝乏力，劳累更甚，卧则减轻。偏阳虚者面色淡白，手足不温，少气懒言，腰腿发凉，或有阳痿早泄，妇女带下清稀，舌质淡，脉沉细；偏阴虚者，咽干口渴，面色潮红，倦怠乏力，心烦失眠，多梦或有遗精，妇女带下色黄味臭，舌红少苔，脉弦细数。

中医推拿治疗腰椎间盘突出症

推拿为治疗腰椎间盘突出症的首选，还可配合针灸、理疗等方法以加强疗效。

解除腰臀部肌肉痉挛

患者俯卧，在患侧腰臀及下肢用轻柔的揉、按等手法进行治疗，促使患部气血循行加快，从而加速突出髓核中水分的吸收，减轻其对神经根的压迫，同时使紧张痉挛的肌肉放松，为下一步治疗创造条件。

拉宽椎间隙，降低盘间压力

患者仰卧，用手法或器械进行骨盆牵引，使椎间隙增宽，从而降低椎间盘内压力，甚至出现负压，便于突出物回纳，同时可扩大椎间孔和神经根管，减轻突出物对神经的压迫。

增加椎间盘外压力

患者俯卧，用双手有节奏地按压腰部，使腰部振动，然后在固定患部的情况下，用双下肢后伸扳法，使腰部过伸。本法可促使突出物回纳或改变突出物与神经根的位置。

调整后关节，松解粘连

用腰部斜扳或旋转复位手法，以调整后关节紊乱，相对扩大神经根管和椎间孔。由于斜扳和旋转复位时，腰椎及其椎间盘会产生旋转扭力，从而改变突出物与神经根的位置。反复多次进行，可逐渐松解突出物与神经根的粘连。再在仰卧位用强制直腿抬高以牵拉坐骨神经和腘绳肌，对松解粘连可起一定作用。

促使受损伤的神经根恢复功能

沿受损神经根及其分布区域以按、点、揉、拿等手法促进气血循行，从而使萎缩的肌肉及麻痹的神经逐渐恢复正常功能。

推拿注意事项

①推拿结束后，令患者仰卧位卧床休息15分钟左右。

②早期宜绝对卧硬板床休息，可用腰围固定。

③减少腰部活动，注意腰部保暖，愈后加强腰背肌功能锻炼。

④中央型腰椎间盘突出者，慎用推拿。若轻型可做推拿治疗，但禁止做腰椎扳法。

针灸治疗腰椎间盘突出症

针灸治疗腰椎间盘突出症可缓解和消除疼痛，亦可促进神经根水肿和炎症的吸收，是中医综合治疗中一种重要的辅助疗法。但若单纯用针灸治疗本病往往难以痊愈，尤其是对有明显神经根和脊髓压迫症状者，需及时配合推拿等方法治疗。

取穴

①中央型腰椎间盘突出。

主穴：肾俞、白环俞、膀胱俞、腰俞、环跳、殷门、委中。

配穴：上骨、关元俞、腰阳关、秩边、承山、昆仑、阿是穴。

②腰3～腰4椎间盘侧突。

主穴：肾俞、白环俞、大肠俞、腰俞、环跳、承扶、委中、阳陵泉、足三里。

配穴：秩边、腰阳关、条口、悬钟、丘墟、足临泣、阿是穴。

③腰4～腰5椎间盘侧突。

主穴：肾俞、白环俞、中膂俞、腰俞、委中、环跳、风市、阳陵泉。

配穴：腰阳关、中渎、膝阳关、外丘、悬钟、丘墟、足临泣、三阴交、商丘。

④腰5～骶1椎间盘侧突。

主穴：肾俞、关元俞、气海俞、腰俞、环跳、委中、阳陵泉。

配穴：腰阳关、承扶、殷门、承山、昆仑、风市、悬钟、丘墟。

针灸方法

除急性损伤外，肾俞使用补法，其余穴位可用强刺激或中等刺激，使针感向远端放射。肾俞为直刺并微斜向椎体，深1.0～1.5寸。

环跳穴直刺，针尖向外生殖器方向，深2.0～3.5寸，使局部酸胀并向下肢放射。

委中穴直刺0.5寸，使针感向足底放射。

督脉穴针刺，以气至为度。

风寒闭阻型加刺腰阳关，腰部腧穴用提插捻转补法并加灸，余穴均用提插捻转泻法，以得气为度，留针20～30分钟。

湿热浸淫型加刺膀胱俞、阴陵泉、三阴交，针用提插捻转泻法，得气为度，留针10～20分钟。

瘀血阻络型加刺病变节段夹脊、次髎、三阴交、委中，用三棱针点刺放血，余穴用提插捻转泻法，留针30分钟。

肾气不足型加刺命门、太溪、三阴交，针用提插捻转补法，阳虚者加灸肾俞、命门。

急性期每日针1次，症状好转后，可隔日针治1次。

腰椎间盘突出症的饮食注意事项

常食具有增强脊椎功能的中药材和食材，如板栗、猪骨、骨碎补、补骨脂、锁阳、续断、党参、杜仲、何首乌、熟地黄、鳝鱼、猪腰、羊腰等。

可选用具有抗骨骼老化功能的中药材，如黑豆、黑芝麻、莲子、核桃、党参、冬虫夏草、桂枝等。

可选用具有活血功能的中药材，如牛膝、丹参、红花、延胡索、川芎等。

常吃含钙丰富的食物，如牛奶、羊奶、黄鱼、青鱼、带鱼、猪尾骨、排骨、豆类等。

常吃含维生素丰富的蔬菜、水果，如胡萝卜、莴笋、苋菜、苹果、橙子、香蕉、芒果、杨桃、樱桃等。

腰椎间盘突出症的食疗方

骨碎补脊骨汤　适合肾虚腰痛

原料： 骨碎补15克，猪脊骨500克，红枣4颗，盐5克

做法：

① 骨碎补洗净，浸泡1小时；红枣洗净。

② 猪脊骨斩件，洗净，汆水。

③ 将2000毫升清水放入瓦煲内，煮沸后加入骨碎补、猪脊骨、红枣，大火煲开后，改用小火煲3小时，再加盐调味即可。

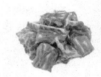

—— 猪脊骨 ——

核桃腰果牛肉汤　补脾胃、强筋骨、益气血

原料： 核桃100克，牛肉210克，腰果50克，盐6克，鸡精2克，香葱8克

做法：

① 将牛肉洗净，切块，汆水。

② 核桃、腰果洗净备用。

③ 汤锅上火倒入水，下入牛肉、核桃、腰果，调入盐、鸡精，煲至熟，撒入香葱即可。

—— 核桃 ——

—— 牛肉 ——

黑豆猪皮汤 **适合肾阴虚型**

原料： 猪皮200克，黑豆50克，红枣10颗，盐、鸡精各适量

— 猪皮 —

做法：

① 红枣去核；猪皮刮干净，或用火炙烤以去毛，入开水氽烫后，待冷却之后切块。

② 黑豆、红枣分别用清水洗净，泡发半小时，放入砂锅里，加适量水，煲至豆烂。

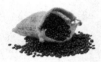
— 黑豆 —

③ 加猪皮煲半小时，直到猪皮软化，便可加入适量盐、鸡精，用勺子搅拌均匀即可。

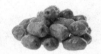
— 红枣 —

 杜仲牛膝脊骨汤 **适合肾阴虚型**

原料： 牛大力、杜仲、肉苁蓉、淮牛膝各10克，巴戟天8克，黑豆20克，猪脊骨250克，盐适量

— 杜仲 —

做法：

① 洗净猪脊骨，放于水中氽3分钟，盛起待用。

② 洗净黑豆，用清水浸30分钟。

③ 洗净牛大力、杜仲、肉苁蓉、淮牛膝、巴戟天，加入猪脊骨、黑豆及8碗清水，慢火煲1小时，最后加适量盐调味即可。

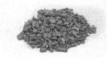
— 淮牛膝 —

腰椎间盘突出症的分期锻炼

急性期

卧位	腰椎间盘突出症患者可选择硬板床，身体仰卧时微屈膝关节，腘窝下垫一小软垫或枕头，自然呼吸，放松，使腰自然落在床上。侧卧休息时则屈膝屈髋，一侧上肢自然平放在枕头上。
下床	由卧位转换为俯卧位，稍用力撑起身体重量，使得腰部逐渐伸展，身体重心缓慢转移到床边，先使一侧下肢着地，然后再将另一侧下肢移下，手慢慢扶床站起。
坐位	坐位时注意腰部挺直，椅子最好要有结实的靠背。椅子的高度与患者膝到足的高度最好相近或相等。坐位时，膝部的高度可略高于髋部，椅子过高或者过低都不适宜。
起立	从坐位转换站位时，先把一侧下肢从椅子侧面稍往后移，稍微用力，腰部挺直后调整好身体重心，待重心稳定后起立。

恢复期

仰卧 抬起骨盆	全身放松，采用仰卧位，双手平放在身体两侧，双膝屈曲，以足和背部为支点，缓慢用力将骨盆抬起，之后缓慢回落，反复 15 ~ 20 次。该动作能训练腰部力量、矫正骨盆前倾。
抱膝触胸	仰卧位，双膝屈曲并拢，双手交错环抱膝，使其缓慢靠近胸腹部，再缓慢松开交错的双手，如此反复 10 ~ 15 次，注意背部贴近床面。

背伸拉踝	俯卧位，头部稍抬起，双手在背后抓紧踝关节，使双下肢靠近臀部，随后双手带动使身体抬起，重复 10 ~ 15 次。
爬行锻炼	四肢撑地，腰部放松缓慢下沉，一侧下肢伸直，再缓慢屈同侧膝使其尽量触及同侧肘关节，重复 10 ~ 15 次。
直腿抬高	仰卧位，双手自然摆放于身体两侧，缓慢抬起双下肢，膝关节可微屈，然后再慢慢放下，重复 15 ~ 20 次。
压腿	坐在床面上，上身挺直，一膝微屈，另一下肢向前伸直，躯干缓慢前倾压向伸直的下肢，再交换另一下肢，如此循环反复。此动作也可站位进行，下肢放在前面的椅背上。

生活护理注意事项

腰椎间盘突出症是在肾气虚损、椎间盘退变的基础上发生的，风寒湿邪的侵袭和劳损的作用加剧了这一退变的过程，并诱发腰椎间盘突出而发病。因此，腰椎间盘突出症的预防主要应从调养肾气和防止外邪及劳损两方面着手。

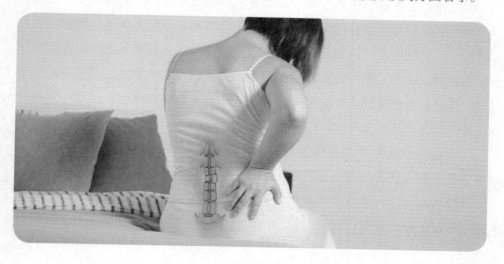

06 腰椎椎管狭窄症

腰椎椎管狭窄症是指椎间盘突出、椎体滑脱、后纵韧带骨化、黄韧带肥厚等原因引起的椎管管腔、侧隐窝及椎间孔狭窄，从而刺激、压迫脊髓、神经根、动脉血管而引起的一系列症状，但不包括单纯椎间盘突出、感染或新生物所致的椎管内占位病变所引起的狭窄。腰椎椎管狭窄症多见于中老年人，约80%发生于40～60岁，男性患者较女性患者多见，体力劳动者多见。

腰椎椎管狭窄症常见原因和症状

腰椎椎管狭窄症的病因

腰椎椎管狭窄症的病因主要分为原发性和继发性两种，原发性多为先天所致，是椎管本身由于先天性或发育性因素而致的腰椎椎管狭窄，表现为腰椎椎管的前后径和横径均匀一致性狭窄。此类型临床较为少见。继发性多为后天所致，其中退行性变是主要发病原因，中年以后腰椎发生退行性改变，如腰椎骨质增生、黄韧带及椎板肥厚、小关节突增生或肥大、关节突关节松动、椎体间失稳等均可使腰椎椎管内径缩小，椎管容积变小，达到一定程度后可引起脊神经根或马尾神经受挤压而发病。

原发性和继发性两种因素常常相互联系、相互影响，即在先天发育不良、椎管较为狭小的基础上再发生各种退变性因素，使椎管容积进一步狭小而导致本病。这种混合型的腰椎椎管狭窄症临床比较多见。此外，还有其他因素导致的椎管狭窄，如陈旧性腰椎间盘突出、脊椎滑脱、腰椎骨折脱位复位不良、脊柱融合术后或椎板切除术后等。

腰椎椎管狭窄症常见症状

腰腿痛。患者一般首先出现反复腰痛症状，疼痛感有时会放射到大腿，继而出现反复腿疼症状，多为双侧疼痛或者左右交替疼痛。有的症状类似于腰椎间盘突出症，脊柱腰段生理性前屈或侧屈，但是大多比较轻。通常腰腿痛会因站立或行走而加重，卧床而减轻或缓解。

间歇性跛行。间歇性跛行是本病的一大主要特征，很多腰椎椎管狭窄症患者会出现此症状，即当长时间站立或行走时，逐渐出现腰酸痛、腿痛或麻木、无力、抽筋，症状加重以致不能继续行走。休息几分钟后上述症状消失，若继续行走则出现同样的症状，病情严重者会出现尿急、排尿困难、马鞍区麻木、肢体感觉减退等。此种跛行症状的出现与椎管内血管受压、神经缺血有关，也被称为"马尾间歇性跛行"。

中医对腰椎椎管狭窄症的认识

腰椎椎管狭窄症属中医"腰腿痛"范畴。中医认为本病发生的主要内因是先天肾气不足，后天肾气虚衰，以及劳役伤肾等；而反复外伤、慢性劳损和风寒湿邪的侵袭则为其常见外因。其主要病理机制是肾虚不固，邪阻经络，气滞血瘀，营卫不和，以致腰腿筋脉痹阻而产生疼痛。

中医推拿治疗腰椎椎管狭窄症

适用于轻度椎管狭窄的患者，根据其腰痛及腿痛情况，可选用点穴舒筋、腰部三扳法、抖腰法等手法，但手法应和缓，且不可粗暴，以免加重损伤。推拿治疗腰椎椎管狭窄症可以舒筋活络、疏散瘀血、松解粘连，使症状得以缓解或消失。但脊椎滑脱患者应慎用手法治疗。

掌按揉法

①患者采取俯卧位，医者立于患者一侧，在腰骶部施掌根按揉法或揉

法，沿膀胱经而下，经臀部、大腿后部、腘窝直至小腿后部，上下往返2～3次。然后点按腰阳关、肾俞、大肠俞、次髎、环跳、委中、承扶、殷门、承山等穴。弹拨骶部两侧的竖背肌及揉拿腰腿部。可将按揉法与点按穴位交替使用，若双下肢均有病痛，则需双侧治疗。

②患者采取仰卧位，医者用掌揉法自大腿前、小腿外侧直至足背，上下往返2～3次，再点按髀关、伏兔、血海、风市、阳陵泉、足三里、绝骨、解溪等穴，拿委中、昆仑。

腰部按抖法

一助手握住患者两侧腋下，一助手握住患者两踝部，两人对抗牵引。医者两手交叠在一起置于患者第4、5腰椎外行按压抖动。一般要求抖动20～30次。

直腿屈腰法

患者仰卧或两腿伸直端坐于床上，两足朝向床头端，医者面对患者两足底部，然后以两手握住患者的两手或前臂，用力将患者拉向自己，再放松回到原位。一拉一松，迅速操作，重复8～12次。最后屈伸和搓动患者下肢，结束手法。

腰椎椎管狭窄症的运动康复

腰椎椎管狭窄症急性期应卧床休息2～3周，症状严重者可采用屈曲型石膏背心或支架固定，减少腰骶后伸。治疗期间注意休息，加强局部保暖，可用腰围保护。缓解期要注重锻炼腹肌、腰背肌，恢复正常腰部姿势，防止骨盆倾斜，以利于椎管静脉回流。

双膝触腋运动

仰卧，用力缩紧腹肌，并使腰背紧贴床面，然后双手抱持双膝，使之接近腋部，并维持30秒左右，再慢慢回到起始位置，放松后重复，如此10次。

摸脚尖

坐位，双腿伸直，双手平举，用力收缩腹肌，使上身前倾，双手触及脚尖，并维持30秒左右，再慢慢回到起始位置，重复10次。

平背运动

仰卧，弯曲双腿，收缩腹肌，使双腿向胸部靠拢，使腰背部平贴床面，数到5后再重复，共10次。

仰卧起坐运动

仰卧，双腿弯曲，双手上举，用力缩紧腹肌，使上半身离开床面直到坐起，重复5~10次。

弓腰运动

跪卧，收缩腹肌，使腰部向上弓起，并维持30秒左右，再回到起始姿势，重复10次。

下蹲起立运动

站位，双足分开30°或保持相距30厘米，足跟不能离地，脊柱呈C形弯曲，头低下，慢慢下蹲，双手不动，手指指向并触及地面，然后慢慢起立，回到起始位置。重复10次。

注意

一般每日进行1~3次。开始时重复次数宜少，之后酌情渐增。只要有可能，每种动作应进行10~40次。训练引起的肌肉疲劳，以短时间休息后就能恢复为宜。

腰椎椎管狭窄症重在预防

预防腰椎椎管狭窄症的关键在于保护腰部，防止其受伤。

避免劳损

睡床要软硬适中，避免睡床过硬或过软，使腰肌得到充分休息；避免腰部受到风寒侵袭，避免腰部长时间处于一种姿势，肌力不平衡，造成腰肌劳损。

避免外伤

正确用腰，搬抬重物时应先下蹲，用腰时间过长时应改变腰的姿势；多做腰部活动，防止逐渐发生劳损；因工作性质而用腰过度或已产生轻度劳损时，应早用腰痛宁胶囊等药物，避免劳损进一步加剧而最终引起腰椎退行性改变。

加强锻炼

坚持腰的保健运动，经常进行腰椎各方向的活动，使腰椎始终保持生理应力状态，加强腰肌及腹肌练习，腰肌和腹肌的力量强可增加腰椎的稳定性，对腰的保护能力加强，防止腰椎发生退行性改变。

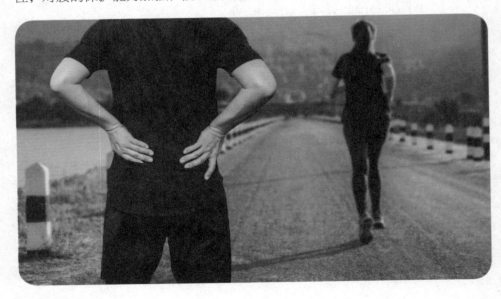

07 腰椎滑脱症

腰椎滑脱症是一种常见的脊柱疾病。一般来说，腰椎滑脱是腰椎间的相互脱位，引起腰椎疼痛和不适。腰椎滑脱是腰椎不稳定的一种表现，从X线片上可以看出椎体向前，较下一个椎体相比向前滑移，也见于向后滑脱的，大多数是前滑。随着腰椎的滑脱，腰椎稳定性逐渐受损，因而腰背部的肌肉就会尽力使滑脱的椎体复位。这样会导致腰椎的椎旁肌持续处于收缩状态，因而很容易引起腰背肌肉的疼痛，并且在弯腰的时候疼痛加重。随着滑脱的程度加重，椎体会造成相应的椎管卡压狭窄引起椎管狭窄，导致神经源性的间歇跛行，也就是患者除了腰疼以外，还会渐渐开始出现下肢的酸、麻、胀以及发沉等感觉，常与走长路相关，走路时间越长，酸沉的感觉越重，休息可以缓解。若病情加重，可能到最后走不了几步路就会出现下肢疼痛、酸、麻、胀的感觉，严重影响患者的工作和生活。

腰椎滑脱常见原因和症状

腰椎滑脱的病因

腰椎滑脱的病因至今尚未十分明确，大量研究表明，先天性发育缺陷和慢性劳损或应力性损伤是两个可能的重要原因，一般认为以后者为主。

①创伤性腰椎峡部裂。可因急性外伤，尤其是后伸性外伤而产生急性骨折，多见于竞技运动现场或强劳动搬运工。

②先天性遗传因素。腰椎胎生时有椎体及椎弓骨化中心，每侧椎弓有两个骨化中心，其中一个发育为上关节突和椎弓根，另一个发育为下关节突、椎板和棘突的一半。若两者之间发生不愈合，则形成先天性峡部崩裂，又称

为峡部不连，局部形成假关节样改变。行走以后由于站立可使上方的脊椎向前滑动，称为脊椎滑脱；也可因骶骨上部或L5椎弓发育异常而产生脊椎滑脱，其峡部并无崩裂。

③疲劳骨折或慢性劳损。从生物力学角度分析，人体处于站立时，下腰椎负重较大，导致前移的分力作用于骨质相对薄弱的峡部，长期反复作用可导致疲劳性骨折及慢性劳损损伤。

④退变性因素。由于长时间持续的下腰不稳或应力增加，使相应的小关节发生磨损，发生退行性改变，关节突变得水平，加之椎间盘退变、椎间不稳、前纵韧带松弛，从而逐渐发生滑脱，但峡部仍保持完整，故又称假性滑脱。多见于50岁以后发病，女性的发病率是男性的3倍，多见于L4，其次是L5椎体，滑脱程度一般在30%以内。

⑤病理性骨折。系全身或局部病变，累及椎弓、峡部、上下关节突，使椎体后结构稳定性丧失，发生病理性滑脱。局部骨病变可以是肿瘤或炎症。

腰椎滑脱的症状

并非所有的滑脱都有临床症状，除了与脊柱周围结构的代偿能力有关外，还取决于继发损害的程度，如关节突增生、椎管狭窄、马尾及神经根的受压等。腰椎滑脱的主要症状包括以下几个方面：

①腰骶疼痛：疼痛涉及腰骶部，多为钝痛，极少数病人可发生严重的尾骨疼痛。疼痛可在劳累后逐渐出现，或于一次扭伤之后持续存在。站立、弯腰时加重，卧床休息后减轻或消失。

②坐骨神经受累：峡部断裂处的纤维结缔组织或增生骨痂可压迫神经根，滑脱时腰5或骶1神经根受牵拉，出现下肢放射痛、麻木；直腿抬高试验多为阳性，Kemp征阳性。疼痛及麻木症状可出现在两侧，但因腰椎紊乱后的扭曲侧弯可使两侧受损程度不一，而症状表现轻重不等，甚至只在单侧出现症状。

③间歇性跛行：若神经受压或合并腰椎管狭窄，则常出现间歇性跛行症状。

④马尾神经受牵拉或受压迫症状：滑脱严重时，马尾神经受累，可出现下肢乏力、鞍区麻木及大小便功能障碍等症状。

中医对腰椎滑脱症的认识

腰椎滑脱在中医上称为"痹证"。中医的治疗方法主要分为内治法和外治法。内治法讲究辨证论治，一般来讲，腰椎滑脱急性期腰痛和下肢痛剧烈时，主要证型为气滞血瘀、经络不通，以活血化瘀、通络止痛为治则；缓解期可以采用补肝肾、强筋骨的治法。中医的外治法主要是指功能锻炼，同时注意腰椎的保护，减少腰椎的活动量，功能锻炼主要采用腰椎前屈滚腰法。

中医推拿治疗腰椎滑脱

推拿具有促进局部气血流畅、缓解肌肉痉挛和整复腰椎滑脱的作用。但手法要刚柔和缓，轻快稳妥，力度适当，切忌强力按压和扭转腰部，以免造成更严重的损害。

推理骶棘肌法

患者俯卧位，两下肢伸直，术者立于其左侧，用两手掌或大鱼际，自上而下地反复推理腰部的骶棘肌，直至骶骨背面或臀部的股骨大转子附近，并以两手拇指分别点按两侧志室穴和腰眼穴。

腰部牵引法

患者俯卧，两手紧抱床头，术者立于床尾，两手分别握住其两下肢的踝部，沿纵轴方向进行对抗牵引。

腰部屈曲摇法

患者仰卧，两髋膝屈曲，使膝尽量靠近腹部。术者一手扶两膝部，一手扶两踝部，使腰部过度屈曲，再将双下肢用力牵拉伸直。

旋转手法

可采用坐姿旋转复位手法，术者拇指拨动偏歪的棘突，向对侧方向用力顶压，另一手从患侧腋下绕过，手掌按压颈背部，两手做腰部前屈旋转活动，拨正偏歪的棘突，有时症状和体征可即刻减轻。

卧位复位法

对于急性腰椎滑脱患者，或滑脱不久的年幼患者，可在硬膜外麻下试行复位。患者仰卧，腰部悬空，双髋双膝屈曲90°，分别在小腿后上侧及腹部悬挂重物，利用躯干下压的重力将向前移位的腰椎复位。

腰椎滑脱食疗方

腰椎滑脱食疗方可参考腰椎间盘突出症食疗方（92页）。

腰椎滑脱运动康复

腰椎滑脱运动康复注重锻炼腰背部肌功能，方法同慢性腰肌劳损、腰椎间盘突出症等。

生活护理注意事项

腰椎滑脱的预防，主要在于防止脊椎的退行性变的加剧和腰部的外伤。本病多发生在30～40岁的成年人，说明这一年龄阶段的人在原有脊椎退变的基础上，由于工作、劳作过重，加剧了脊椎的退行性变，使脊椎失稳，引起脊柱滑脱，从而诱发本病，因此处于这一年龄阶段的人要特别注意腰椎的保护。一方面保证营养，使精血生化有源，另一方面避免腰部过劳（体劳、房劳），同时还要注意腰背肌的运动锻炼，加强腰背肌对脊椎的保护功能。

对于已经发现有先天性脊椎椎弓峡部不连的青少年，应使其本人及其家属了解本病发生发展的规律，防止脊柱滑脱的出现。如果这些青少年有肝肾不足时，应及时治疗，补益肝肾以强壮筋骨，防患于未然。

有症状患者，宜早期诊断，一旦诊断明确为椎弓峡部不连，应及时治疗，此时治疗大多可以痊愈或基本治愈，以防止发展为脊柱滑脱。

08 骶髂关节损伤

　　骶髂关节损伤也叫骶髂关节半脱位，是指骶髂关节由于外伤、劳损等因素，致关节周围的韧带撕裂，滑膜嵌入甚至骶髂关节产生解剖位置的移动并引起相应的临床症状。骶髂关节损伤是临床常见的导致腰腿痛的原因之一，多发生于青壮年和妇女。

骶髂关节损伤常见原因和症状

骶髂关节损伤常见原因

外伤	急性的损伤可以导致骶髂关节错位，如下雪天突然摔倒、臀部着地，或者下楼梯的时候一脚踩空，都会引起骶髂关节的损伤。
慢性的损伤、劳损	日常不良的姿势，有些人喜欢跷二郎腿，长期这个姿势可以牵拉到一侧骶髂关节。
女性产后损伤	女性怀孕后，因激素水平的改变使得骨盆的肌肉韧带松弛，产后如果恢复不当也可以引起骶髂关节的损伤。

骶髂关节损伤的症状

　　骶髂关节损伤的症状表现与损伤后的局部病理改变有关，有仅表现为局部症状，有表现为梨状肌损伤和腰骶神经干受刺激的症状，有表现为盆腔自主神经受刺激症状。以上症状可单独出现，也可混合出现。骶髂关节扭伤之后突感双侧骶髂部剧烈疼痛，动转不灵，面色苍白，甚而休克。同侧下肢不敢负重，躯干向前以及病侧倾斜，20%~60%的患者合并同侧下肢的放射痛，多在臀部、大腿后部、坐骨神经分布区和大腿根部前内侧。

中医对骶髂关节损伤的认识

骶髂关节损伤属于中医的筋出槽、骨错缝的范畴，它的治疗原则是疏通经络、松解粘连、理筋整复。

血瘀气滞型

扭伤后，腰骶部疼痛骤作、剧烈，刺痛或胀痛，痛有定处，日轻夜重，俯仰受限，转侧步履困难。舌红或紫暗，脉弦细。

肝肾亏虚型

腰骶隐痛，遇劳更甚，卧则减轻，腰肌痛软无力，喜按喜揉。偏阳虚者面色无华，手足不温，阳痿或早泄，舌质淡，脉沉细；偏阴虚者面色潮红，手足心热，失眠遗精，舌质红，脉弦细数。

中医推拿、正骨治疗骶髂关节损伤

手法复位前应根据患者的伤势、症状和体征等，明确患侧髂骨的旋转方向，并先做腰臀部痛点的手法揉按，以松弛腰臀部肌肉，为复位做准备。骶髂关节错位的复位方法很多，各有优点。一般而言，骶髂关节前错位多采用屈膝屈髋按压法，后错位多采用单髋过伸复位法。

骶髂关节前错位复位手法

患者仰卧床沿，两下肢伸直。助手按压其左下肢膝关节处，不让患者臀部移动。医者立于患者右侧，右手握患者右踝或小腿近端，左手扶按右膝，先屈曲右侧髋膝关节、内收外展5~7次，再往季肋部过屈右侧髋膝关节，在患者呼气末时，趁其不备用力下压，此时常可闻关节复位响声或有关节移动感，手法完毕。

骶髂关节后错位复位手法

俯卧单髋过伸复位法之一：患者俯卧床沿，医者站于患者左侧，右手扶托患肢膝上部，左掌根按压于左骶髂关节处，先缓缓旋转患肢5~7次，医者尽可能上提患者左侧大腿过伸患肢，左手同时用力下压骶髂关节，两手成相反方向的推按，此时可闻关节复位响声或手下有关节复位感，手法完毕。此法适用于体弱及肌肉欠发达的患者。

俯卧单髋过伸复位法之二：患者俯卧位，医者站立于床上，左足立于患者右侧，面向患者下身，右足跟置于患侧骶髂关节处，然后双手过伸提拉患肢至最大限度（即患侧骨盆距床面10~15厘米），并保持这一高度，右足跟猛力下蹬患侧骶髂关节，可闻关节移动响声或足下有关节移动感，手法完毕。此法适用于身体强壮、肌肉发达的患者。

骶髂关节损伤食疗方

骶髂关节损伤食疗方以补肝肾、强筋健骨为主要目的，可参考腰椎间盘突出症食疗方（92页）。

骶髂关节损伤的运动康复

患肢压腿锻炼

前错位患者做患肢前压腿锻炼：患侧下肢伸直，将足跟搁置床上，双手掌重叠按压于膝上，勿使膝关节屈曲；健侧屈膝下蹲，如此反复进行。

后错位患者做患肢后伸按压腿锻炼：患肢往后伸，健肢向前迈一步，一手掌按压于患者骶髂关节处，另一手掌按压于健侧膝上，挺胸直腰，然后健肢屈膝屈髋下压，如此反复进行，每次锻炼3~5分钟。

卧位髋关节锻炼

患者健侧卧位，患肢在上伸直，做前屈、后伸、外展动作（注意膝关节应伸直）20～30次。其范围根据具体情况而定。

站位髋关节锻炼

患者站立，双手向下按压固定两侧髂前上棘处，前屈后伸、左右旋转髋关节各20次，上提患臀及同侧下肢20次。但损伤一周内的患者不宜使用。

生活护理注意事项

骶髂关节损伤是骶髂关节韧带的劳损松弛，又受到暴力损伤而发病，因此平时预防的关键是加强腰背部肌肉功能锻炼，并防止腰骶部及臀部外伤。对于已发病患者，疗效巩固程度与劳作姿势和生活习惯有关。一般新伤复位后应卧床休息1周，下肢不要负重，陈伤应卧床休息3周，平时不宜睡过软床垫和坐矮凳子，不宜长时间下蹲，治疗期间应配合功能锻炼。

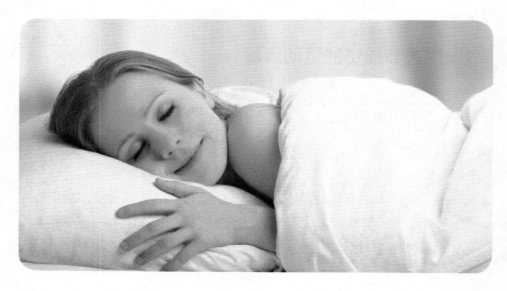

09 强直性脊柱炎

强直性脊柱炎是一种慢性进行性炎性疾病，以侵犯骶髂关节、脊柱关节、椎旁软组织及外围关节如髋、膝、踝等为主要临床表现的血清阴性脊柱关节病。受累脊柱可发生脊柱强直及屈曲畸形，晚期的典型表现是颈向前伸的驼背畸形，腰部变直僵硬，髋、膝不同程度地屈曲挛缩畸形及特殊的行走步态等。

强直性脊柱炎的常见原因和症状

强直性脊柱炎确切的病因不明，但与感染、遗传和自身免疫功能障碍有关，是青年人较常见的腰背痛类疾病之一。强直性脊柱炎患者最为常见的症状就是下背及腰部活动受限，后期还会出现腰肌萎缩或背痛、前胸、侧胸痛。

强直性脊柱炎的常见原因主要有以下三种说法：

遗传学说

国外有人发现，在强直性脊柱炎患者亲族中，本病的发病率较当地居民高100倍，还有许多同卵双胞胎同时患此病。而在不同种族中，发病率差异很大，在美国黑人与白人的发病之比为1∶94，说明本病与遗传有关。

感染学说

近年研究表明，有迹象提示发病与感染有关，该菌属与人类白细胞抗原β17可能有抗原残基的交叉或共同结构。

自体免疫学说

有学者提出，身体内可能出现同种隐蔽抗原或自身组织的抗原性质发生改变为致病抗原，或自体的免疫机制破坏，这样导致了强直性脊柱炎的发病。

中医对强直性脊柱炎的认识

中医认为强直性脊柱炎大多由于寒湿外袭，湿热浸淫，跌打损伤，瘀血阻络，气血运行不畅，或先天禀赋不足，肾精亏虚，骨脉失养所致。

风湿寒邪外袭	由于久居湿冷之地，或冒雨涉水，劳汗当风，衣着湿冷，或气候剧变，冷热交错而致风湿寒之邪侵袭人体，注于经络，留于关节，气血痹阻而致本病。
湿热浸淫	岁气湿热行令，或长夏之际，湿热交蒸或寒湿蕴积日久，郁而化热，湿热之邪浸淫经脉，痹阻气血，筋骨失养而致本病。
瘀血阻络	跌仆挫伤，损及腰背，瘀血内停，阻滞经脉，气血运行不畅，筋骨失养而致。
肾精亏虚	先天禀赋不足，加之劳累太过，或久病体虚，或年老体衰，或房事不节，以致肾精亏损、筋骨失养而发本病。

针灸治疗强直性脊柱炎

针灸治疗强直性脊柱炎，对控制症状、减轻痛苦、缓解病情有一定意义，但单纯的针灸治疗往往难以痊愈，需配合其他治疗方法。孕妇腰骶部不宜施灸。

毫针

取穴：肾俞、命门、大杼、腰阳关、太溪、小肠俞、委中、膈俞、足三里、关元等。

方法：每次取5～7穴，每日针治1次。对于阳虚、风寒湿痹的患者，在针刺上述腰背部穴位时，也可配合用灸法。肾俞、命门、太溪、足三里用补法，其余穴位用中等刺激。

灸法

取穴：同毫针取穴法。

方法：常用艾条灸、艾炷灸、温灸器灸。每次选3～5穴，灸10～20分钟或5～7壮，每日1次，10次为1疗程，间隔2～3日行第2疗程。

中医推拿治疗强直性脊柱炎

推拿手法对强直性脊柱炎早期患者效果明显。通过推拿可改善局部组织的微循环，减轻患部组织的充血、水肿及炎性改变，从而可控制病情发展、缓解临床症状，达到治疗目的。治疗原则为温经、通络、止痛。

脊柱部手法

患者俯卧位，视病情可适当腹部垫枕。

①按揉弹拨：从上背向腰骶部沿骶棘肌进行叠指、叠掌按揉治疗，用力由轻到重，再自上而下以腰骶部为重点施弹拨法，配以点按膀胱经穴，反复施之。

②平推振压：自上而下，背脊部用拇指平推，腰骶部取肘平推法，沿骶棘肌内侧束施行，然后有节奏地从背至腰骶进行弹性振压。

③擦脊温通：取介质少许，沿膀胱经及棘旁从上而下行小鱼际侧擦法，腰骶部、骶髂部以透热为佳。

髋部以下手法

①用掌根、肘部按揉法，拳背法及弹拨法舒松臀肌痉挛及粘连；在大腿后侧及髂胫束用掌根法。按揉法、掌平推小腿，点按委中、承山，拿小腿及跟腱。酌情施以下肢屈膝压腰或后伸压腰。

②仰卧位，适当在背部、颈部垫枕，点按气海、关元穴，揉摩腹部，按揉大腿前侧，弹拨股内收肌，摇髋关节，搓大腿。

注意事项

①在做手法操作时要柔和沉稳，切勿用力过猛过重，以免造成骨折等医源性疾病。对晚期发生畸形和脊柱僵硬、骨质疏松的患者，治疗时严防手法粗暴，以免发生骨折。

②应坚持仰卧硬板床，低枕平卧，以避免脊椎圆背畸形的发生或控制圆背畸形的发展。

③在整个治疗中，以早期治疗效果较好，采用推拿和配合中药治疗，以控制病情发展，保护脊柱功能。

④本病应注意功能锻炼，包括扩胸运动和深呼吸训练。另外如双手抱树，做下蹲训练。

⑤尽可能坚持正常工作、生活，不宜长期卧床休息。

⑥加强营养，尤其是需要补充高蛋白和糖以提高机体抗病能力。

⑦注意保暖。

强直性脊柱炎的食疗方

枸杞熟地乌鸡汤 适合肾虚腰痛型

原料： 枸杞、熟地、花生各30克，红枣6颗，乌鸡1只，盐5克

——枸杞

 做法：

① 枸杞、熟地、花生分别洗净；红枣去核，洗净。

② 乌鸡去内脏，洗净，氽水。

——熟地——

③ 将清水2000毫升放入瓦煲中，煮沸后放入枸杞、熟地、花生、红枣、乌鸡，以大火煮开，改用小火煲3小时，加盐调味即可。

——乌鸡——

党参熟地黑豆奶　补肾气、提高免疫力

原料： 黑豆 200 克，党参、麦门冬各 10 克，熟地 8 克，糖 30 克

做法：

① 黑豆洗净，浸泡约 4 小时至豆子膨胀，沥干水分备用。

② 全部药材放入棉布袋，置入锅中，以文火加热至沸腾，约 5 分钟后滤取药汁备用。

③ 将黑豆与药汁混合，放入果汁机内搅拌均匀，过滤出黑豆浆倒入锅中，以中火边搅拌至沸腾，最后加糖即可。

—— 党参 ——

—— 熟地 ——

—— 黑豆 ——

洋葱炖乳鸽　健脾温胃

原料： 乳鸽 500 克，洋葱 250 克，姜、白糖各 5 克，盐、高汤、胡椒粉、味精、食用油各适量，酱油 10 毫升

做法：

① 将乳鸽收拾干净，切成小块；洋葱洗净，切成角状；姜洗净，切丝。

② 锅中加油烧热，炒香姜丝、洋葱。

③ 下入乳鸽，加入高汤用小火炖 20 分钟，放白糖、盐、胡椒粉、味精、酱油等调料至入味后出锅即可。

—— 乳鸽 ——

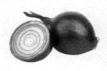

—— 洋葱 ——

强直性脊柱炎的运动康复

（床上伸展运动）

早晨醒来后，患者采取仰卧位姿势，双臂伸过头，四肢分别向脚趾、手指方向伸展，然后放松，伸展双腿，足跟下伸，足背向膝方向弯曲，然后再放松。

（腹部运动）

取仰卧位，将腿弯曲，双脚着地，双臂放身旁，头和双肩慢慢抬高，直至触到双膝为止，坚持5秒，重复以上动作。目的在于伸张腹部肌肉、改善肌力，并保持躯干平直姿势。

（转体运动）

平坐在椅子上，双臂抬平，双手交叉，身体向右转，目视右肘，坚持5秒后复原，然后同样的做法向左侧，重复以上动作5次。

（转颈运动）

和转体运动相似，平坐，双脚着地，头向右转或向左转，并注视同侧肩部，再复原，每侧5次。同样也可采取颈前屈，下颌尽量向胸靠，复原；仰头尽量向后，复原，每个方向重复5次。

（颈椎腰椎练习）

双手叉腰，两腿分开，头部向左转或向右转，并注视同侧肩膀，重复以上动作10次。

（膝胸运动）

平躺，双足着地，腿自然弯曲，抬起一膝慢慢向胸部靠近，双手抱膝拉向胸前，然后回归原位，另一膝再做上述运动，重复2～3次，直至僵硬消失为止。

以上运动可有效减轻强直性脊柱炎的病情，患者可按照以上的运动方式进行锻炼。不过患者要根据自己的病情循序渐进地锻炼，动作不可太多、剧烈，一有不适症状要立刻停止。

预防和生活护理注意事项

游泳和登山

多进行体育锻炼，以使脊柱保持最好的位置，增强椎旁肌肉的力量和增加肺活量。游泳可以同时强化背伸肌、肩外展肌和外旋肌、髋外展肌和外旋肌、膝伸肌等的功能。登山运动同样可以使上述肌肉得到更好的锻炼，同时使呼吸加深，胸廓活动加大，促进心肺功能，也有利于防止脊柱屈曲变形。

注意做矫形体操

患者应坚持肢体的活动锻炼，在疼痛能够忍受的情况下，注意关节的功能活动，既有利于疾病的恢复，又有利于保持关节功能，防止或减少残废的发生。如做深呼吸运动和扩胸运动，可以扩展胸廓，预防肋椎关节强直，增加肺活量，由于胸廓的扩张，还可间接起到预防驼背畸形的作用；颈部可做前屈、后伸、左右侧屈及旋转活动；髋关节要进行髋伸肌和外旋肌的训练，在水中练习会取得较好效果。

注意保持良好的姿势

保持良好的姿势对预防畸形有一定意义，如患者坐位时应尽量挺胸收腹，不宜长时间弯腰工作。

不要参加体力劳动，尤其背物劳动，防止脊柱屈曲畸形。

睡眠时忌用高枕，卧睡硬板床，卧睡时不要侧卧、弓腰、屈膝，尽管这种姿势使患者感到舒适，仍应采用仰卧或俯卧位。

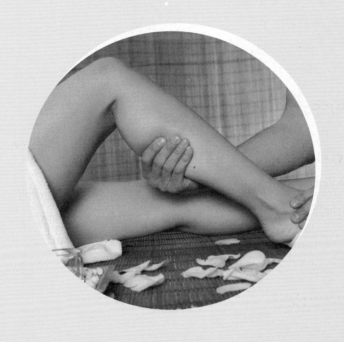

日常生活中，我们走路、上下楼梯、跑步、跳跃等，
都离不开腿部的参与。
而一旦腿部出现问题，
就会出现酸痛、疲劳、腿抽筋等症状，
严重困扰我们的生活和工作。
调整自己的生活方式，保护好腿部，
减轻下肢的负担，是我们的使命。

第四章
常见腿部疾病预防和护理

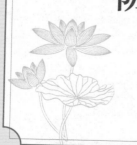

01 髋关节撞击综合征

　　髋关节撞击综合征指的是髋臼的边缘和股骨头之间的相互碰撞引起髋臼软骨的破坏及磨损，从而出现腹股沟的疼痛、酸胀和不适感，尤其是在负重行走后，症状更加加重。

髋关节撞击综合征的发病原因和症状

　　髋关节撞击综合征主要表现为青少年和中年患者间断或持续性腹股沟区疼痛，在下蹲、弯腰、抬腿、爬山等屈髋动作时诱发疼痛或加重，伴髋关节一定程度活动受限，部分患者表现为髋部无力、打软、假性交锁。踢足球等体育运动后、长时间行走、久坐矮凳、长期开车等可能是诱发因素。主要的临床体征是髋关节内旋受限、屈髋内收内旋可诱发疼痛（髋前内侧撞击征阳性）、个别患者伸髋外旋时诱发疼痛（髋后外侧撞击试验阳性）。该疾患可导致髋关节相应部位盂唇损伤、软骨损伤，晚期发展为骨关节炎。

髋关节撞击综合征如何预防

　　如果你存在大腿根部、大胯、臀部等位置的疼痛，通常为深部疼痛和酸胀不适，在下蹲、弯腰、抬腿、爬山等屈髋运动时诱发疼痛或加重，特别是反复深蹲、久坐站起，以及长距离行走之后明显加重，严重致无法自如行走，甚至穿鞋袜都出现困难，或者开车受到影响，伴髋关节一定程度活动受限，就需要考虑是不是髋关节撞击综合征。

　　对于已经发现或者怀疑有髋关节撞击综合征的人，就一定要注意预防损伤和症状继续加重。可能会加重损伤的活动有爬山、跑步、体操、一字马等，这些活动或者增加了关节腔的应力，或者增大了髋臼缘与股骨近端的异常接触应力。

中医治疗髋关节撞击综合征

中医治疗髋关节撞击综合征的整体观念是中医学对人体自身完整性的高度认识，体现在内科疾病的诊疗方面，也体现在骨关节疾病的治疗方面。中医把髋关节撞击综合征归于"筋出槽、骨错缝"的范畴。

筋出槽	筋都有相对固定的位置，由于损伤或者体位改变，筋的位置随之发生改变，会影响关节活动，引起疼痛。
骨错缝	骨关节之间靠关节面相连，靠关节周围的软组织（关节囊、韧带等）维系来稳定位置关系，由于外伤或不良体位，肌肉强烈收缩导致骨关节对位紊乱，出现功能异常。

由于外伤、肌肉过度劳损等原因，髋关节周围软组织出现"筋出槽"状态，髋臼与股骨头失去正常的解剖位置关系出现"骨错缝"状态，从而导致疼痛、髋关节活动受限等现象。

中医治疗髋关节撞击综合征，就是针对"筋出槽、骨错缝"的状态，采用正骨、理筋、推拿手法，恢复筋骨正常的位置关系，使"骨正筋柔"，肌肉痉挛得到解除，炎症、水肿的病理状态得到改善，疼痛逐渐消失，功能得到恢复。

髋关节功能锻炼

进行人工髋关节置换手术的患者一般为老年人，手术前后存在疼痛、肌力下降、日常生活活动能力降低等主要功能障碍，通过髋关节周围肌群力量训练，能够有效改善关节及肢体功能，恢复日常生活功能，预防并发症，从而最大限度地改善患者的功能状态。常用的几种髋关节周围肌群力量训练动作有如下几种：

立位外展练习

上体正直，双足与肩同宽站立，足尖正直向前，扶好固定物，健侧单腿站稳，患腿保持膝关节伸直向外侧伸出。至最大角度保持一定时间或完成动作为1次。此练习主要加强髋及大腿外侧肌群力量，锻炼髋外展肌。

坐位外展练习

坐位，上体正直，屈髋屈膝90°，小腿自然下垂于床外，将弹性皮筋系成一个圈套在双膝关节处，双腿向外用力牵拉皮筋完成分腿的动作。至最用力处保持一定时间或完成动作为1次。此练习主要加强大腿外侧及髋外展肌群肌力，锻炼外展肌。

坐位内收练习

坐位，上体正直，屈髋屈膝90°，小腿自然下垂于床外，将弹性皮筋一端系在膝关节处，另一端固定于某处，双腿向内用力牵拉皮筋完成并拢腿的动作。至最用力处保持一定时间或完成动作为1次，但应注意确保患腿不超过身体中线。此练习主要加强大腿内侧及髋内收肌群肌力，锻炼内收肌。

坐位内旋练习

坐位，上体正直，屈髋屈膝90°，小腿自然下垂于床外，将弹性皮筋系成一个圈套在双踝关节处，确保大腿在床面上固定不动，小腿向外旋转，用力牵拉皮筋完成分腿动作。至最用力处保持一定时间或完成动作为1次。此练习主要加强髋内旋肌群肌力。

坐位外旋练习

坐位，上体正直，屈髋屈膝90°，小腿自然下垂于床外，将弹性皮筋一端系在踝关节处，另一端固定于某处，确保大腿在床面上固定不动，小腿向内旋转，用力牵拉皮筋完成并腿动作。至最用力处保持一定时间或完成动作为1次。此练习主要加强髋外旋肌群肌力。

后抬腿练习

俯卧位，略屈膝腿向后抬起至足尖离床面5厘米处。保持一定时间或完成动作为1次。力量增强后可在踝关节处加沙袋为负荷以强化练习。此练习主要加强大腿后侧肌群及伸髋肌力，锻炼腘绳肌及臀大肌等。

需要注意的是，术后4周以内的患者因炎症反应和软组织愈合的问题可以小强度、多重复次数20~30次，增加肌肉耐力，完成基本日常生活为主，4周后可增加强度（渐进抗阻），12~15次，逐步增加肌肉绝对力量。

髋关节撞击综合征的食疗方

韭菜炒佛手　行气止痛，温经通络

原料： 韭菜 250 克，佛手 200 克，盐、食用油各适量

🍲 **做法：**

① 韭菜洗净，切成小段；佛手洗净，切成小片。

② 油锅烧热，放入韭菜、佛手炒熟，加少许盐即可，可分次食用。

此食疗方宜连续食用 10 天左右。

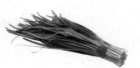

—— 韭菜 ——

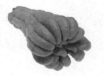

—— 佛手 ——

赤小豆绿豆竹笋汤　　消肿活血，逐血利湿

原料： 赤小豆 100 克，绿豆 100 克，嫩竹笋 30 克

 做法：

① 将赤小豆、绿豆分别洗净；嫩竹笋洗净，切块。

② 将赤小豆、绿豆、嫩竹笋置于锅中，加清水 500 毫升，急火煮开 3 分钟，文火煮 20 分钟。

此汤分次食用，连服 1 周。

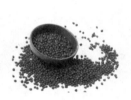

—— 赤小豆 ——

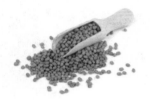

—— 绿豆 ——

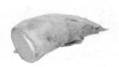

—— 竹笋 ——

木瓜粥　　接筋续损，和营通络

原料： 木瓜 250 克，粳米 50 克

 做法：

① 木瓜洗净，切成小片。

② 锅中加适量清水，加粳米、木瓜，急火煮开 3 分钟，改文火煮 30 分钟，成粥，趁热食用。

此食疗方宜连服 10 ~ 15 天。

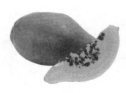

—— 木瓜 ——

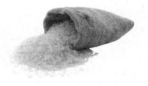

—— 粳米 ——

02 股骨头坏死

股骨头缺血性坏死已成为骨伤科常见疾病之一，是由于不同的病因，导致股骨头的血液循环障碍所造成的最终结果，是临床最常见的骨缺血坏死。其发病率现在呈明显上升趋势，而且由于股骨头塌陷变形后，常引起髋关节严重致残。

股骨头坏死的病因和症状

病因

股骨头坏死的病因有很多种，常见的有以下三种：

创伤导致股骨头坏死	如外力撞击引起股骨颈骨折、髋关节脱位、髋关节扭挫伤等。创伤是造成股骨头坏死的主要因素，但创伤性股骨头缺血坏死发生与否、范围大小，主要取决于血管破坏程度和侧支循环的代偿能力。
酒精刺激导致股骨头坏死	在各种可能引起股骨头坏死的病因中，慢性酒精中毒是一个重要因素。由于长期大量饮酒而造成酒精在体内的蓄积，导致股骨头坏死。
药物导致股骨头坏死	由于大量或长期服用激素类药物导致激素在机体内的积蓄，易引起股骨坏死。

股骨头坏死的症状

疼痛

股骨头缺血坏死早期可以没有临床症状，而在拍摄X线片时发现。最早出现的症状是髋关节或膝关节疼痛，疼痛可为持续性或间歇性。逐渐或突然出现髋部或膝部疼痛、钝痛或酸胀不适等，常向腹股沟区，或臀后侧或外侧，或膝内侧放射，该区有麻木感。疼痛性质在早期多不严重，但逐渐加重，也可受到外伤后突然加重。经过保守治疗后可以暂时缓解，但经过一段时间会再度发作。原发疾病距离疼痛出现的时间可以很久。

髋关节活动障碍

早期患者髋关节活动正常或轻微丧失，表现为向某一方向活动障碍，特别是内旋。随病情发展，活动范围逐渐缩小，晚期由于关节囊肥厚挛缩，髋关节向各方向活动严重受限，髋关节融合，出现髋关节僵直，髋关节功能完全丧失，甚至卧床。

跛行

由于股骨头坏死后，髋关节内压力增高或下肢负重，髋关节负担过大而导致跛行。早期出现间歇性跛行，主要表现为行走疼痛，行走距离越远，疼痛越重，休息后疼痛减轻。中期股骨头塌陷，跛行特点是晨僵，休息后初活动跛行加重，稍活动后减轻，行走过久疼痛加重。后期出现关节畸形、肌肉挛缩，跛行加重。为了缓解股骨头压力，股骨头坏死病人应扶双拐行走。

股骨头坏死的中医分型

临床上中医将股骨头缺血性坏死分为以下四型。

气滞血瘀型

髋部疼痛，或酸楚困重，隐隐作痛，动之痛甚，静之痛减。或痛如针刺，痛有定处，昼轻夜重。甚或疼痛突然加剧，而见筋挛，不可直行。舌紫暗或有瘀斑，脉涩。

湿热浸淫型

髋部疼痛或酸楚加重，隐隐作痛，活动受限，夜间加剧，皮肤表层发热，髋关节屈伸受限，或有发热、口渴、便秘。舌红苔黄燥，脉洪大或滑数。

气血亏虚型

患者髋部间歇性疼痛、下肢乏力、关节屈伸不利，伴面色少华、神疲气短。舌苔薄白，脉细滑。

肝肾亏虚型

髋部隐隐作痛，活动受限，劳累后加重，下肢乏力、酸软。偏阳虚者，面色无华，神疲气怯，畏寒恶冷，痿软无力，舌淡、有齿痕，苔薄白，脉沉迟；偏阴虚者，头晕，耳鸣，腰膝酸软，倦怠乏力，虚热，自汗、盗汗，口舌干燥，舌淡，苔薄白或苔白腻，脉沉细。

推拿治疗股骨头坏死

推拿对松解软组织、舒经活血止痛、增加关节活动度均有很好的效果。另外，推拿治疗通过对髋关节周围经络筋脉、穴位等进行刺激，促使血流动力学及微循环等发生变化，以改善骨内静脉瘀滞，降低骨髓内压力，最终改善骨的血供，为新骨生成提供必要的微环境。

俯卧位，医者在患者一侧，以擦法、揉法施术于患侧腰骶部、臀部及大腿部，反复操作3～5分钟。再用拇指点按法或一指禅推法施术于肝俞、脾俞、肾俞、秩边、环跳、承扶、风市、委中等穴，以酸胀为度，每穴1～2分钟。然后施以柔和、深透的擦法于臀部，侧重于股骨头处，并配合髋关节内收、外展、旋转等被动活动，操作4～5分钟。再以轻快的弹拨法弹拨股骨大转子内下方部位，以酸胀并向下放射为度，操作2～3分钟。

仰卧位，屈髋屈膝，医者在患者一侧，以擦法、按揉法施术于腹股沟至大腿部，反复操作3~5遍。用点按或一指禅推法施术于冲门、箕门、髀关、血海等穴，每穴1~2分钟。并在内收肌上方处行轻快的弹拨法，以酸胀向下肢放射为度，施术1~2分钟。最后行髋关节摇法以滑利关节，并用双手搓揉髋臀部以放松肌肉。

侧卧位，患肢在上，医者在患者后侧，在腰骶部施以小鱼际擦法，透热为度。

施用手法要轻柔、缓慢，由轻到重，深透有力，切忌粗暴施术。对股骨头坏死修复有促进作用。

股骨头坏死的食疗方

芦荟炒苦瓜　舒筋活络

原料：芦荟 15 克，苦瓜 200 克，盐、味精、食用油各适量

 做法：

① 芦荟去皮，洗净切成条；苦瓜去瓤，洗净，切成条，焯水。

② 炒锅加油烧热，放苦瓜条煸炒，再加入芦荟条、盐、味精一起翻炒，炒至断生即可。

— 芦荟 —

— 苦瓜 —

菊花土茯苓汤　清热祛湿

原料：野菊花、土茯苓各 30 克，冰糖 10 克

 做法：

① 将野菊花去杂洗净；土茯苓洗净，切成薄片备用。

② 砂锅内加适量水，放入土茯苓片，大火烧沸后改用小火煮 10 ~ 15 分钟。

③ 加入冰糖、野菊花，再煮 3 分钟，去渣即成。

— 野菊花 —

— 土茯苓 —

股骨头坏死的运动康复

患者在被诊断为股骨头坏死后，应行患肢限制负重，卧床休息，进行手术或非手术疗法。在非手术疗法中，股骨头坏死靠修复就需1~3年的时间，修复快者只需半年。然而长期不负重卧床休息，不易实行，也不提倡。

功能锻炼可防止废用性的肌肉萎缩，增强肌力，恢复肌容量和髋关节的功能，改善微循环，为骨坏死的修复创造良好的条件，是促使早日恢复功能的一种有效手段。功能锻炼应以自动为主、被动为辅，由小到大，由少到多，逐步增加，并根据股骨头缺血坏死的发展期、髋关节周围软组织的功能受限程度以及体质，选择适宜的坐、卧锻炼方法。

坐位分合

坐在椅子上，双手扶膝，双脚分开与肩等宽，左腿向左、右腿向右同时充分外展，再内收。每日300次，分3~4组进行。

立位抬腿

手扶固定物站立，身体保持竖直，抬患腿，使身体与大腿成直角，大腿与小腿成直角，动作反复。每日300次，分3~4组进行。

卧位抬腿

仰卧，抬患腿，使大小腿成一直线，并与身体成直角，动作反复。每日100次，分3~4组进行。

扶物下蹲

手扶固定物，身体直立，双足分开，下蹲后再起立，动作反复。每日300次，分3~4组进行。

内旋外展

手扶固定物，双腿分别做充分的内旋、外展、画圈运动。每日300次，分3～4组进行。

股骨头坏死的预防及调护

在股骨头坏死的治疗期间，预防及调护的目的是保持或改善股骨头的塑形，使之与髋臼形成的关节不失功能，保持应力特性，负重时力线不改变，防止脊柱畸形及股骨头变形，阻止继发性骨关节炎的发生。

限制负重

在本病尚未得到明确诊断之时，或诊断后尚未得到彻底治疗以前，应嘱患者患肢尽可能少负重，尤其对于股骨头坏死区还未发展至塌陷、变形的患者，限制其髋关节的负重能在一定程度上推迟或延缓病程的发展，在不可逆的病理变化到来之前，为治疗争取时机。可配合小重量牵引，以减少肌肉痉挛对股骨头的压力，甚至卧床休息。

拐杖与矫形石膏的应用

下床行走时使用双拐。卧床时可借用矫形石膏对抗肌张力及预防髋内翻。

心理调护

患者因久病不愈，其心理及经济负担均较重，往往有较大的精神压力，应经常开导病人，减少其思想顾虑，积极配合治疗。

饮食调护

不吃辣椒、不过量饮酒、注意增加钙的摄入量、食用新鲜蔬菜和水果、多晒太阳、防止负重、经常活动等对股骨头坏死均有预防作用。

03 膝关节侧副韧带损伤

　　膝关节的内、外侧各有坚强的副韧带所附着，是维持膝关节稳定的主要支柱。内侧副韧带起于股骨内髁结节，下止于胫骨内髁的内侧面，呈三角形（前纵部、后上斜部、后下斜部），分深浅两层，其深部纤维与关节囊及内侧半月板相连，具有限制膝关节外翻和外旋的作用；外侧副韧带起于股骨外髁结节，下止于腓骨小头，为束状纤维束，具有限制膝关节内翻的作用。

膝关节侧副韧带损伤的发病症状及原因

　　当暴力超过副韧带或其附着点所受的限度时，即会产生副韧带的损伤。临床上膝侧副韧带损伤较多见，而内侧副韧带损伤更为常见，膝关节侧副韧带损伤者多有明显外伤史。可见局部肿胀、疼痛、有皮下瘀血及明显压痛。

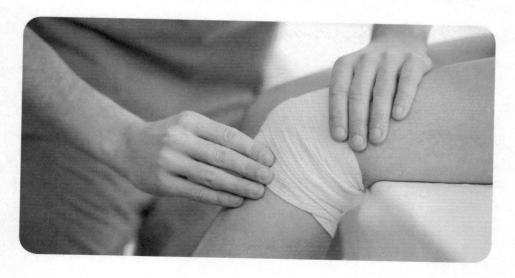

膝关节胫侧副韧带损伤后，膝关节呈135°半屈曲位，主动或被动活动受限，小腿外展时疼痛加重。若合并半月板损伤，膝关节会出现交锁痛。晚期可出现关节不稳定、膝关节积液、交锁及股四头肌萎缩等。一般腓侧副韧带损伤症状较轻，多不合并半月板损伤，而易合并腓总神经损伤，可见足下垂和小腿外侧下1/3及足背外侧面的感觉障碍。

膝关节侧副韧带损伤的主要原因一般与体力劳动、剧烈活动及交通事故有关，主要是膝关节内外侧韧带由于过度的内收或外展动作导致受损，运动员为高发人群，高强度运动时热身不充分、无专业人士指导、场地限制、未佩戴专业护具等都可能诱发膝关节副韧带损伤。

膝关节侧副韧带损伤如何预防

由于膝关节侧副韧带损伤主要与运动损伤有关，所以平时在运动前及运动过程中要注意做好准备工作，避免因过度运动导致损伤。

①尽量避免超负荷的运动，避免在过度疲劳的状态下运动，尽量少做膝关节下蹲运动。疲劳状态下反应迟钝，动作不容易协调，容易造成运动损伤。

②体质较弱的人群应加强下肢力量训练，保证膝关节的稳定性和灵活性。

③运动过程中防止粗暴的动作造成意外损伤。

④体重过重或者过度肥胖者应减轻体重，减少对膝关节的压力。

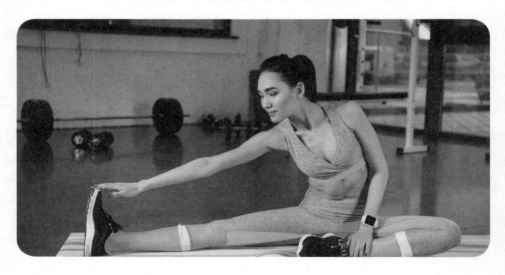

中医推拿治疗膝关节侧副韧带损伤

膝关节侧副韧带损伤属于中医"伤筋病"范畴，急性期多因内出血造成局部肿胀、疼痛剧烈、功能受限，治疗宜活血化瘀为主，恢复期肿胀疼痛减轻，以强筋健骨、促进韧带修复、恢复膝关节功能为主。膝关节侧副韧带损伤初期一般不做手法理筋，撕裂伤如需理筋者，可予伸屈膝关节一次，以恢复轻微之错位，舒顺卷曲的筋膜，但这种手法也不宜多做，否则有可能加重损伤。断裂伤者禁用推拿治疗。在中后期应做局部按摩舒筋，可先点按血海、梁丘、阴陵泉、阳陵泉及内外膝眼、悬钟等穴。

内侧副韧带损伤

患者屈膝垂足，端坐床边。助手坐在伤侧，双手固定患者大腿下端。医者半蹲在患者前方，一手由外侧用拇指、食指圈住髌骨，并用拇指按住内侧副韧带损伤处，余三指在腘部拿住伤肢，另一手由两侧握住伤肢足踝部，轻轻环转摇晃伤肢6或7次，然后医者站在伤肢外侧，与助手用力相对拔伸，使伤肢盘膝，大腿外展外旋，使足踝尽量靠近健侧腹股沟部，拿膝之手拇指沿内侧关节间隙推挡，最后将伤肢拔直，用捋、顺、推、揉法按摩拿筋。

外侧副韧带损伤

患者面向医者，侧卧床边，伤肢在上。助手固定大腿下端，勿使其晃动。医者用一手拇指按住外侧副韧带损伤处，余四指在膝内侧拿住伤关节，另一手握住足踝部，将小腿环转摇晃6或7次，再与助手用力相对拔伸，然后将膝关节屈曲，使膝靠近胸部，足跟靠近臀部。拿膝之手的拇指用力向内归挤。最后将伤肢拔直，用捋、顺、揉、捻法按摩舒筋。

膝关节侧副韧带损伤的食疗方

五加皮烧黄鱼 活血化瘀

原料： 五加皮10克，黄鱼1条（约500克），淀粉、黄酒、糖、醋、盐各适量

🍲 **做法：**

① 黄鱼去鳃、鳞、内脏，洗净，两侧切花刀。

② 五加皮洗净加水煎煮2次，取汤汁备用；黄鱼挂淀粉，炸至酥脆，放碟中。

③ 将五加皮汤汁倒入炒锅中，加黄酒、糖、醋、盐，加热拌炒，至汤汁黏稠透明，浇在鱼身

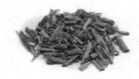

—— 五加皮 ——

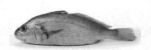

—— 黄鱼 ——

核桃蒸蛋羹 补中益气

原料： 鸡蛋2个，核桃仁3个，红糖15克

🍲 **做法：**

① 备一玻璃碗，倒入温水，放入红糖，搅拌至溶化。核桃仁打碎成末。

② 备一空碗，打入鸡蛋，打散至起泡，倒入红糖水，拌匀，待用。

③ 蒸锅中注水烧开，揭盖，放入处理好的蛋液，盖上盖，用中火蒸8分钟，揭盖，取出蒸好的蛋羹，撒上打碎的核桃末即可。

—— 鸡蛋 ——

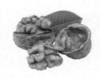

—— 核桃仁 ——

玉竹西洋参茶 **益气补虚**

原料： 玉竹 20 克，西洋参 3 片，蜂蜜 15 克

做法：

① 先将玉竹和西洋参洗净，用沸水 600 毫升冲泡 30 分钟。

② 滤去渣，取汁待用。

③ 待温凉后，加入蜂蜜，拌匀即可。

—— 西洋参 ——

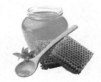

—— 蜂蜜 ——

日常注意事项及运动康复法

韧带损伤初期应鼓励患者做股四头肌的收缩活动，以防止肌肉萎缩和软组织粘连。损伤后期则应注意膝关节屈伸活动锻炼，并注意配合手法及中药熏洗治疗，以促进膝关节功能恢复。后期注意膝关节保暖，防止感寒受凉，并应避免膝部重复扭伤。

损伤急性期应停止运动，抬高患肢，并予以冰敷，每日3次，卧床期间可以进行踝泵功能锻炼，以促进下肢血液循环和淋巴回流。损伤后48小时，可在护具支持下进行运动锻炼，以防止肌肉萎缩和软组织粘连。方法有股四头肌静力收缩练习、直腿抬高练习、等长伸膝练习和髋关节的屈伸收展练习。随时间推移，运动逐渐加强。

损伤后3～5周，膝关节功能基本恢复，应去除支具进行训练。方法有膝的进行性屈伸训练（0°～90°）、侧踏台阶训练、0.5～5.0千克的渐进性抗阻训练和不用拐练习部分到完全负重。

损伤6周以后，开始无阻力工作。用较大重量进行渐进性抗阻训练；进行固定自行车训练；允许进行包括直线跑在内的功能性训练和上、下楼梯及做8字形跑。

04 膝关节半月板损伤

半月板为位于膝关节之间的纤维软骨，起稳定关节、减少摩擦、缓冲震荡等作用，半月板损伤后，膝关节功能会受到严重影响。本病多见于运动量较大的青年，如球类运动员、矿工、搬运工、学生等，是膝部常见的一种损伤。

膝关节半月板损伤的发病原因

引起半月板破裂的外力因素有撕裂性外力和研磨性外力两种。

撕裂性外力发生在膝关节半屈曲状态下做旋转动作时，膝关节处于半屈曲位，半月板向后方移位，此时做内外翻或向内外扭转时，半月板紧贴股骨髁部随之活动，而下面与胫骨平台之间形成旋转摩擦剪力最大，当旋转碾挫力超过了半月板所能承受的拉力时，就会发生半月板的撕裂损伤。在膝半屈

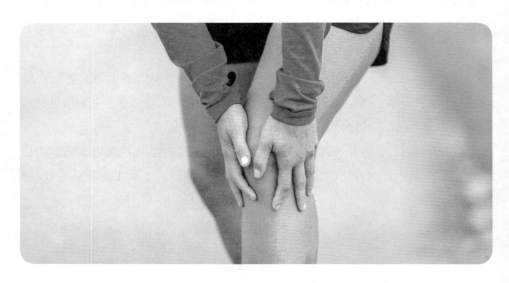

曲外展位，股骨髁骤然内旋牵拉，可致内侧半月板破裂；若膝为半屈曲内收位，股骨髁骤然外旋伸直，可致外侧半月板破裂。

研磨性外力多发生在外侧半月板，外侧半月板负重较大（或先天性盘状半月板），或长期蹲、跪工作的人，由于半月板长期受关节面的研磨挤压，可加快半月板的退变，发生外侧半月板慢性撕裂性损伤，常见为分层破裂（水平撕裂）。

由于半月板属纤维软骨组织，无血液循环，仅靠关节滑液获得营养，故损伤后修复能力极差，除了边缘损伤部分可获愈合外，一般不易愈合。

膝关节半月板损伤如何预防

从病因来看，膝关节半月板损伤大都是因外伤所致，因此尽量避免外部创伤是预防本病发生的关键。此外，还应加强锻炼，但治疗期间应减少下肢活动。

中医推拿治疗膝关节半月板损伤

膝半月板损伤属于中医"伤筋病"范畴，急性期多因半月板红区出血造成膝关节肿胀、疼痛剧烈，膝关节功能受限，治疗宜活血化瘀、消肿止痛为主，恢复期肿胀疼痛减轻，以强筋健骨、促进韧带修复、恢复膝关节功能为主。中医推拿通过理筋手法可以很好地达到上述效果。值得注意的是，中医推拿对半月板巨大撕裂的治疗效果欠佳，对膝关节功能有较高要求的患者需要行半月板切除或缝合术。

半月板前角损伤型

患者采取仰卧位，患膝呈45°屈膝位，使膝眼位张开，术者在患侧膝眼施一指禅推法、按揉法治疗。外侧半月板损伤时，做小腿内旋，内侧半月板损伤时，做小腿外旋，使此手法作用力进入半月板前角损伤处，时间10～15分钟。

> ### 半月板后角损伤型
>
> 　　患者采取俯卧位，患膝屈曲90°，术者在腘窝部半月板损伤侧施一指禅推法、按揉法治疗。外侧半月板损伤时，做小腿外旋，使手法作用力透达半月板后角损伤处，时间10～15分钟。
>
> ### 半月板体部或边缘损伤型
>
> 　　患者采取仰卧位，患膝屈曲90°，术者在半月板损伤侧关节间隙施一指禅推法、按揉法治疗。时间10～15分钟。每日治疗1次，7次为一疗程，疗程间隔3～5日。

针灸治疗膝关节半月板损伤

取穴

　　血海、梁丘、足三里、阴陵泉、阳陵泉、膝眼、膝阳关等。每次先用4～5个穴位，根据患者症状，采用局部取穴和远端取穴、十二经循经取穴。

针法

　　毫针直刺。早期用泻法，中期用平补平泻法，晚期用补法。留针20分钟，其间行针2次。

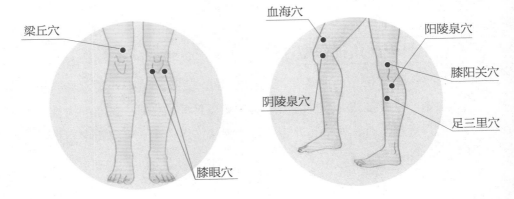

梁丘穴　血海穴　阳陵泉穴　膝阳关穴　阴陵泉穴　足三里穴　膝眼穴

膝关节半月板损伤的食疗方

玫瑰香附茶　活血化瘀、消肿止痛

原料：香附 10 克，玫瑰花、柴胡各 5 克，冰糖 1 大匙

做法：

① 玫瑰花剥瓣，洗净，沥干；香附、柴胡以清水冲净，加 2 碗水熬煮约 5 分钟，滤渣，留汁。

② 将备好的药汁再烧热时，放入玫瑰花瓣，加入冰糖，搅拌均匀，待冰糖全部溶化，药汁变黏稠时，搅拌均匀即可。

—— 香附 ——

—— 玫瑰花 ——

猪蹄焖黄豆　益气补血

原料：猪蹄块 400 克，水发黄豆 230 克，八角、桂皮、香叶、姜片各少许，盐、鸡粉各 2 克，生抽 6 毫升，老抽 3 毫升，料酒、水淀粉、食用油各适量

做法：

① 锅中注入清水烧开，倒入洗净的猪蹄块，加入料酒，汆去血水，捞出沥干。

② 油爆姜片，倒入猪蹄炒匀，加入老抽，炒匀上色，放入八角、桂皮、香叶，炒出香味，注入清水至没过食材，用中火焖约 20 分钟。

③ 倒入洗净的黄豆，加盐、鸡粉，淋入生抽，拌匀，煮约 40 分钟至食材熟透。

④ 拣出桂皮、八角、香叶、姜片，倒入适量水淀粉，用大火收汁即可。

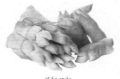
—— 猪蹄 ——

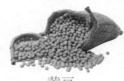
—— 黄豆 ——

137

膝关节半月板损伤运动康复

直抬腿

半仰卧位，健侧腿膝关节弯曲，足底踩在床面上，患侧腿伸直。用力收缩绷紧患侧腿的股四头肌，把腿抬离床面约20厘米，维持姿势不动，越久越好。注意膝关节不要弯曲，抬腿不要过高，腿放下时要慢。每日练习3组，每组10次。

膝关节稳定性练习

准备1.5~2.0米长的弹力带，两端打结做成双股环状，打结端放在门下方缝隙，关门，即可固定弹力带，另一端套在健侧腿踝关节上。先侧向门站立，使患侧腿靠近门，健侧腿远离门。健侧腿向外用力，牵拉弹力带。每日练习3组，每组10次。再面向门站立，身体重心放在患侧腿并使膝关节略微屈曲，健侧腿向后用力，牵拉弹力带。每日3组，每组10次。

拉伸练习

面向墙站立，双手扶墙与肩同高，双腿呈弓步，保持全脚掌着地，患侧腿在后，身体重心前倾。将患侧腿脚跟向外轻轻旋转，同时身体继续向前倾斜，直到小腿后方有牵拉感时，维持这个姿势15~30秒。每日练习3~5组，每组3次。

膝关节被动伸直

坐卧位，将患侧腿伸开，取毛巾卷垫在踝关节后方，使脚跟离地约15厘米。令腿部肌肉放松，依靠重力使膝关节缓慢伸直，并维持这个姿势不动，坚持至少10分钟。每天练习3组，每组3次。

05 膝骨关节炎

不少人认为中老年人出现骨头疼痛是很正常的现象，休息一下不痛就好了，所以对膝骨关节炎并没有引起足够的重视。其实如果出现关节疼痛等症状，一定要尽早治疗，以减缓骨关节进一步磨损的速度。骨关节炎疾患已成为中老年人群中最常见的关节疾病。在 60 岁以上的老年人当中，有超过 50% 的人患有此类疾病，其中以膝骨关节炎最为常见。膝骨关节炎已成为老年人致残的重要因素。

膝骨关节炎的发病原因和症状

膝骨关节炎是以中年后出现膝关节软骨退行性改变和继发骨质增生为特征的慢性膝关节疾病。这是人体随着年龄增长，关节功能退化的一种表现，以膝关节疼痛、活动受限为主要症状。中老年人一定要加强对膝骨关节炎的重视，做到早预防、早发现、早诊断、早治疗。

为什么会得膝骨关节炎

年龄	膝关节是人体的重要支撑点，承担着整个身体的重量，负重是非常大的，随着年龄的增加，关节的磨损也会变得更加严重。在年龄较大时，关节会变得比较僵硬，活动的时候也会变得很不灵活。随着磨损的加剧，关节炎出现的概率就会大大增加。
内分泌	内分泌疾病患者激素分泌失调，可能抑制软骨细胞合成蛋白多糖，加速关节软骨退化，继而就容易被膝骨关节炎这种疾病所困扰。

肥胖	膝骨关节炎这种疾病和患者的体重有很大的关系，如果体重超重的话，膝关节承担的压力也会相应增加，就会加速膝关节的磨损，诱发膝骨关节炎。
创伤	膝关节部位如果出现过骨折、脱臼、半月板损伤、韧带损伤等伤病的话，就会影响到膝关节的稳定性，加快膝关节退化的速度。这也是引起膝骨关节炎的重要因素之一。
过度使用	很多人会得膝骨关节炎是由于膝关节使用过多。有的人由于工作要求，需要长期下蹲作业；有些人由于居住原因，需长期爬楼梯；还有些人是登山爱好者，经常去爬山。下蹲、爬山、爬楼梯时，膝盖是弯曲的，弯曲的时候膝盖的承重是站立时的 4 ~ 6 倍。此外，爬山、爬楼梯是一个多次重复膝关节屈伸的过程，关节负重加大，磨损自然也增加，长此以往，很容易引发膝骨关节炎。

膝骨关节炎的症状

膝骨关节炎患者的症状有很多，因病情的轻重及个人体质等原因，临床表现也有所不同。有的人只有下列症状中的一个，有的人兼而有之。

活动受限	正常人的膝关节屈伸活动范围可达到 135°，而且活动过程中不会出现疼痛、弹响声。但是如果你得了膝骨关节炎，在活动过程中就会经常出现疼痛不适、关节活动受限等情况。发病的早期，很多患者因为对疼痛产生畏惧心理，宁愿坐着或躺着不动，膝关节因此长时间固定于相对舒服的位置，缺乏正常的运动锻炼。随着病情的发展，关节周边软组织出现粘连、挛缩，肌肉出现萎缩，患者即便是在忍受疼痛的情况下活动，活动范围也无法达到正常。膝骨关节炎患者在下蹲的时候会出现非常严重的疼痛，所以很多患者平时完全不敢下蹲。有时在活动过程中，还可以听到明显的关节活动弹响声。病程越久，活动范围越小，严重者甚至不能弯曲到 90°。更有甚者，膝关节长期固定于一定的位置，形成关节僵硬，直至关节骨性融合。

疼痛	疼痛往往是膝骨关节炎患者就诊的主要原因，刚开始的时候可能只有轻微的疼痛或者膝关节不适，也可能只是膝关节酸痛、活动不太灵活。疼痛的位置常位于膝关节内侧，休息后可减轻，长时间行走或跑跳后会加重，上下楼梯的时候疼痛感特别明显。随着病情的发展，疼痛会逐渐加剧，持续时间延长，难以自行缓解。
膨大肿胀	年龄在 60 岁以上的膝骨关节炎患者，会发现自己的患侧膝关节比正常侧膝关节的骨端大，而且膨大的周围会有压痛。在膝骨关节炎急性发作期，如果有大量的关节液存在于关节腔中，可能出现膝关节局部的肿胀，患者的屈伸活动会受到明显的限制。
畸形	严重的膝骨关节炎，关节的力线、骨质及关节间隙和周围的软组织在长期病理变化的作用下发生了结构性改变。如果患者的内侧半月板损伤严重，会出现膝关节外翻，后期可能会形成 X 形腿；如果患者的外侧半月板损伤严重，则会造成膝关节内翻，后期可能会形成 O 形腿。

膝骨关节炎的中医分型

气滞血瘀

关节疼痛如刺，休息后痛反甚。面色黧黑，舌质紫暗，或有瘀斑，脉沉涩。

寒湿痹阻

关节疼痛重着，遇冷加剧，得温则减，症见腰身重痛。舌质淡，苔白腻，脉沉。

肝肾亏虚

关节隐隐作痛。腰膝酸软无力，酸困疼痛，遇劳更甚。舌质红，少苔，脉沉细无力。

气血虚弱

关节酸痛不适，少寐多梦，自汗盗汗，头晕目眩，心悸气短，面上少华。舌淡，苔薄白，脉细弱。

如何预防膝骨关节炎

避免长时间在寒冷环境下工作或生活

当下膝骨关节炎患者有年轻化的趋势，有一部分原因是许多年轻爱美的女性朋友为了追求时尚漂亮，在寒冷的天气里仍然穿着薄袜短裙。这种做法会导致膝关节受寒，也许年轻的时候症状并不明显，但是随着年龄的增长，得膝骨关节炎的概率会大大增加。还有一些年轻女性已经患上了关节炎却不自知，为了追求穿着的时尚美丽，在寒冷的天气里将膝关节长时间暴露，这可能诱发膝骨关节炎。因此，不能因为年轻而忽视对膝骨关节炎的预防，疾病的发生发展可能比想象中更加迅猛。

穿高度合适的软底鞋

很多人以为，只要是平底鞋就对自己的膝关节有好处，实则不然。相对而言，平底鞋鞋底薄、鞋跟高度低，缓冲性差，走路时接触到较硬的地面时反作用力较大，力的传导容易使关节碰撞磨损，并且过薄的平底鞋无法为脚提供正常的生理拱形支撑点。因此，经常穿平底鞋容易导致脚掌中间下陷，足力张力异常，下肢生物力线改变，从而使关节面受力失衡，导致关节受损。

但也不能穿跟过高的鞋子，因为鞋跟过高会使关节压力剧增。要想保护膝盖，平时应该选择高度合适的软底鞋；慢走或者跑步的时候，要穿鞋底软硬度适中的运动鞋或慢跑鞋；为了减少膝盖承受压力与撞击，爬山时则应该选择厚底登山运动鞋，并且应具有较强的抓地力，从而保护膝关节。为了减少运动锻炼时膝关节所承受的压力与撞击，选择一双适宜的鞋子对保护膝关节的作用不言而喻。

避免负担过重

一个体重正常的人提一袋10千克的米，每走一步，他的膝盖受力就增加30~60千克；许多以搬扛重物为生的劳动人民，因为膝关节承重较大，引起膝关节的劳损，以后膝骨关节炎的患病率也较常人更高。

避免肥胖

有研究指出，每1千克体重的增加意味着行走时膝关节需多承受3千克的压力，当跑步时，压力数值将达到10千克。因此，如果你的身体质量指数是25或25以上，体重将成为膝关节沉重的负担。一旦身体超重，就应该积极地开始减肥、控制体重，不仅能够预防各种心脑血管疾病的产生，对膝关节疾病的预防也有着重要的意义。

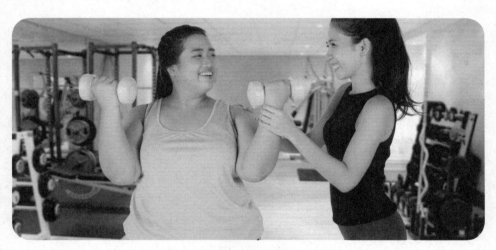

中医治疗膝骨关节炎

热熨法

用方：羌活15克，独活15克，牛膝15克，川椒15克，当归15克，乳香15克，没药15克，桑枝15克，威灵仙15克，海桐皮15克，红花10克，白芷15克，防己15克，丝瓜络12克，苏木12克，桑寄生15克，防风15克。

用法：以上中药用布袋包好，在水中浸泡15分钟，再上锅蒸20分钟后，放置膝部热敷，每次热敷0.5～1.0小时，每日2次。

熏洗法

①海桐皮汤（《医宗金鉴》）：海桐皮、透骨草、乳香、没药各6克，当归（酒洗）4.5克，花椒9克，川芎、红花各3克，威灵仙、白芷、甘草、防风各2.4克。煎水熏洗患处。

②制川乌、制草乌、桂皮、牛膝、当归尾、川芎、红花、乳香、没药各15克，威灵仙、松节、伸筋草、透骨草、丹参各30克。将上药装入备好的纱布袋内封口，放入脸盆，倒入温水2500～3000毫升浸泡半小时，将药盆置于火上加盖煎煮至沸后，文火再煎20～30分钟，取食醋250毫升趁热倒入药内调匀，将患膝置于药盆上15～20厘米处，膝上用塑料布或毛巾遮盖，使药水蒸气上熏患膝而不外散，待水温降至40℃时，取出药袋敷在患膝上用药水反复泡洗患膝0.5～1.0小时。泡洗同时嘱其做膝关节屈伸功能锻炼，洗后擦干患膝，以避风寒。每日2次（第2次熏洗加热时不再加醋），每剂用2日，5剂为1个疗程。睡前熏洗，洗后即寝，效果尤佳。

推拿治疗

推拿治疗对解除肌肉痉挛、减轻疼痛、松解关节周围软组织粘连具有较好的治疗作用。

揉松筋	病人平卧床上，医者站在床侧边，用手背及掌侧小鱼际部作用于股四头肌、上滑囊、膝两侧韧带、腓肠肌两侧面，解除股四头肌和局部韧带、肌肉的紧张，增强肌肉和韧带的活力，加强局部的血液循环。手法以揉法为主，用一定的力量压住被按揉的肌肉、韧带，循序渐进，不抬起手背掌部，由轻到重施以力量，以病人能忍受为度，揉3～5遍。

按拿点穴

上述手法完毕后，医者用手指点按风市、阴门、伏兔、鹤顶、双膝眼、阴陵泉、阳陵泉等穴。再用拇、食、中指拿捏股四头肌、髌骨的内外缘及内外后缘骨外下角关节间隙和内外侧副韧带处，这是本病压痛点部位，也是病症的多发部位。用轻柔的拿捏手法作用于滑膜和关节软骨，以舒筋活血，加强局部的血液循环，促进损伤软组织的修复和提高局部软组织张力。此手法由轻到重施行 3～5 遍。

屈髋屈膝点拿理筋

上述手法完毕后，令患者屈髋屈膝，足掌贴在床上，医者一手拇食二指点按膝眼穴，另一手食中二指同点膝后委中穴，点按手法由轻到重，以病人能忍受为度，施行 3～5 遍。然后用点按膝眼的手拿点阴陵泉、阳陵泉穴，再用点按委中的手顺经点按承山穴、承扶穴。此手法 3 遍后，同时松解膝关节后侧的肌肉和韧带，被动屈曲膝关节 3～5 遍。

理筋拿穴推足

上述手法完毕后，医者一手托起患膝足跟部，以食中二指点拿昆仑穴，另一手食中二指点拿委中穴、承山穴、承扶穴，3 遍后再用手推足背屈 3～5 遍。然后两手交换，手法同上，以点拿足跟部的中食二指点拿太溪穴，施行 3～5 遍。此手法的作用是被动拉长松解股四头肌、腓肠肌、膝关节韧带，解除膝关节痉挛。最后再屈髋、屈膝被动活动 3～5 遍。

摇膝关节

上述整套手法施用完毕后，令患者屈髋、屈膝，医者一手握足踝部，另一手拿住膝关节部，握足踝部的手用力屈膝、屈伸小腿，再内旋、外旋小腿3～5 遍后复原平卧位。此手法以膝关节病症轻重为准，用力由轻到重，不要过猛，以免加重损伤。

膝骨关节炎的食疗方

膝骨关节炎患者应多吃含蛋白质、钙质、胶原蛋白、异黄酮的食物，如奶及奶制品、豆及豆制品、鱼虾、海带、黑木耳、鸡爪、猪蹄、羊腿、蹄筋等，既能补充蛋白质、钙质，防止骨质疏松，又能营养软骨，还能补充雌激素，使骨骼、关节更好地进行钙质的代谢，减轻关节炎的症状。

土茯苓鳝鱼汤　适合关节受限、疼痛明显的患者

原料：鳝鱼、蘑菇各100克，土茯苓、赤芍各10克，盐5克，米酒10毫升

 做法：

① 将鳝鱼洗净，切小段；土茯苓、赤芍、蘑菇洗净。

② 将全部原材料放入锅中，以大火煮沸后转小火续煮20分钟。

③ 加入盐、米酒即可。

首乌黑豆乌鸡汤　适合肝肾亏虚型患者

原料：何首乌15克，黑豆50克，红枣10颗，乌鸡1只，黄酒、葱段、姜片、盐、葱花、味精各适量

做法：

① 乌鸡去毛和内脏，洗净，斩件；何首乌、黑豆、红枣分别用清水洗净。

② 将乌鸡、何首乌、黑豆、红枣放入锅内，加适量清水、黄酒、葱段、姜片及盐，大火烧沸后，改用小火煨至鸡肉熟烂。

③ 加入少许葱花、味精调味即可。

膝部功能锻炼

在不合理的方式下进行任何运动都会带来损伤。在运动中，膝关节的承重尤其大，如果不多加注意，很容易造成劳损和伤害。腿部韧带的拉伸能帮助膝关节恢复，可放松紧张的肌肉。一般每种拉伸要保持20～30秒不动，每

天进行2～3组，每周做6～7天。

半蹲墙根

背部靠墙，双脚位于身前45～60厘米，慢慢地弯曲膝盖至膝关节屈曲小于90°，保持膝盖不超过脚趾，保持一段时间后伸直膝盖。为了锻炼大腿内侧，可以在膝盖之间夹一个球。

侧卧

双脚并拢，膝关节弯曲90°，侧卧。将上面一条腿的膝盖缓慢向上举起，直到膝盖分离一掌宽，保持一段时间，缓慢放下。注意脚不要动，也不要把臀部翻倒平躺。

交叉腿

平躺，伤腿搭在另外一条腿上面。用和伤腿相对的手向肩膀方向拉伤腿膝盖，保持脚平放在地上，直到感觉臀部外侧被拉伸。

拉伸后腿

坐在垫子上，一腿伸直，一腿屈膝抬起，大腿和臀部成90°。缓慢伸直举起腿，直到感觉大腿后侧被拉伸。保持5秒，放下，做10～15组。

鹤立

站直，把一只脚向后放在椅子或桌子上，大腿保持正直。收臀向前，感到大腿前侧被拉伸。不要前倾，也不要扭曲臀部。

打坐

正直坐下，膝盖弯曲。双脚脚底正对，把膝盖往下压，直到感到大腿内侧被拉伸。不要前倾。

06 踝关节扭伤

踝关节周围主要的韧带有内侧副韧带、外侧副韧带和下胫腓韧带。受生理结构影响，内侧副韧带相对坚强，不易损伤；外侧副韧带相对薄弱，容易损伤。下胫腓韧带又称下胫腓联合韧带，为胫骨与腓骨下端之间的骨间韧带，是保持踝穴间距、稳定踝关节的重要韧带。踝关节在背伸位稳定，在跖屈位不稳定。踝关节扭伤很常见，可发生于任何年龄，但以青壮年多见。

踝扭伤发病原因

踝扭伤多因踝关节突然受到过度的内翻或外翻暴力引起，如行走或跑步时踏在不平的地面上，上下楼梯、走坡路时不慎失足踩空，或骑车、踢球等运动中不慎跌倒，使踝关节突然过度内翻或外翻而致踝部扭伤，临床上分为内翻扭伤和外翻扭伤两类。内翻扭伤中以跖屈内翻扭伤多见，因踝关节处于跖屈时，距骨可向两侧轻微活动而使踝关节不稳定，容易损伤外侧的腓距前韧带；单纯内翻扭伤时，容易损伤外侧的腓跟韧带；外翻扭伤，由

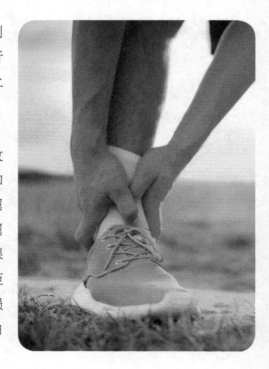

于三角韧带比较坚强，较少发生，但严重时可引起下胫腓韧带撕裂及腓骨下端骨折。直接的外力打击，除韧带损伤外，多合并骨折和脱位。

如何预防踝扭伤

踝扭伤主要是由外伤性因素引起，平时应注意生活、运动安全，尤其运动前应做准备活动和热身，加强足踝部的锻炼。

增强安全意识

生活中踝关节扭伤如是因为地滑、下楼不注意或自己注意力不集中而造成，往往以增强安全意识为主。

运动前充分热身

踝关节扭伤在运动场上时有发生，如在足球、篮球运动中出现，最常见的预防方法是做好热身。在热身以后，关节柔韧性会变好，整体肢体的协调性也会增加，起到预防踝关节扭伤的作用。

加强踝关节功能锻炼

对再扭伤的预防，如运动爱好者或是运动员，在踝关节扭伤之后再参加运动，还会出现反复扭伤或近期有扭伤恐惧的情况，这种情况要检查和排除是不是有韧带失效、韧带松弛甚至断裂的情况，如果有这种结构性异常，需要治疗，要对患者进行功能锻炼。功能锻炼分为两部分，可增加踝关节周围的力量来帮助踝关节提高稳定性，也可增加平衡性的功能锻炼来加强患者的本体感觉，这样也可以预防扭伤，甚至预防扭伤后再扭伤。

踝扭伤第一时间处理方法

医学上公认踝扭伤处理的 RICE 原则	
休息（Rest）	立即休息，停止一切运动
冰敷（Icing）	24 小时内间断冰敷，48 小时后改热敷
压迫（Compression）	弹性绷带加压包扎，减少内出血、炎症反应
抬高（Elevation）	抬高患肢，有利消肿

此外还有一个原则——保护。损伤严重者，根据损伤程度可选用绷带、胶布或石膏外固定，保持踝关节处于受伤韧带松弛的位置。内翻扭伤采用外翻固定，外翻扭伤采用内翻固定，并抬高患肢，以利消肿，暂时限制行走，一般固定3周。韧带完全断裂者，要固定4～6周。

中医手法理筋、针灸治疗踝扭伤

踝扭伤也属于中医"伤筋病"范畴。

早期急性内出血不适合手法治疗，对单纯韧带扭伤或韧带部分撕裂者可进行理筋。韧带完全断裂、瘀肿严重者则不宜手法治疗。

患者平卧，术者一手托住足跟，一手握住足尖，缓缓做踝关节的背伸、跖屈及内翻、外翻动作，然后用两掌心对握内外踝，轻轻用力按压，有散肿止痛的作用。并按韧带走行方向由下而上理顺筋络，反复进行数遍，再按摩商丘、解溪、丘墟、昆仑、太溪、足三里等穴。

针灸取穴以踝关节周围穴位、阿是穴为主，可以加快踝周血循环，促进肿胀消退、促进韧带损伤的修复。

踝部功能锻炼

踝关节功能锻炼需要在医生的指导下进行。锻炼初期可能有部分疼痛或不适感，如果感觉比较疼痛时，可停止功能锻炼，稍做休息。功能锻炼后踝关节处需要冰敷15分钟，不要把冰直接覆盖在皮肤上。锻炼一般一日3次。

足写字

移动踝和足，在地板上写字母表上的每个字母。使小腿伸直，膝关节和踝关节不要伸直。写字母开始较小，随着踝关节功能的改善就会变得大了。

踝关节屈伸运动

上下移动足部，好像踩下或放松车上的离合器。重复10次。

踝关节侧向运动

左右移动足部，重复10次。

踝关节旋转运动

旋转足部，先顺时针后逆时针，重复10次。

伸展踝关节

坐位，腿伸直，用毛巾圈住足部，向后拉，拉到肌肉有绷紧的感觉，而不是疼痛，然后放松。每次保持这种绷紧的状态20～25秒，一天重复这种锻炼3次。

脚趾屈曲锻炼

放一条毛巾在你前面的地板上，自己坐在凳子上，把脚放在毛巾上，屈曲脚趾抓在足弓下的毛巾，在锻炼的程中不要移动足跟，重复10次。

07 跟痛症

跟痛症其实不是单纯的一种疾病，而是由一系列疾病引起的以足跟疼痛为主要症状的一个综合征，其中包含了跟骨下脂肪垫炎、跟腱止点周围炎、跖腱膜炎等。

跟痛症病因

跟痛症最主要的特点是足跟部疼痛、走路困难。早晨起床时，或者刚起身开始走路时会出现疼痛，活动活动会减轻，走多了又会更加疼痛。此外，像跑步、跳广场舞这些需要大量活动到足部的运动都会加重疼痛，严重影响患者的生活质量。

退行性改变

跟痛症多见于中老年人。随着年龄的增长，正常人体的各部位器官都会逐渐发生退变，足跟也不例外。足跟是人体承重最重要的一个支点，日复一日、年复一年地使用，会发生退变、老化，足跟周围滑囊、肌腱、韧带、筋膜等结构都会磨损，形成无菌性炎症，导致跟痛症。

慢性劳损

随着社会的发展，我们的健康意识也在提升。全国范围内各种马拉松赛层出不穷，每逢这个时候，跟痛症患者也会陡增，很多"半马""全马"的疯狂爱好者虽然已经是老手了，但仍然避免不了跟痛症。其实，长期的慢性劳损对跟腱来讲是一个极大的负担。过度使用会促使跟骨、肌腱、筋膜、滑囊等提前出现老化，产生跟痛症。

肥胖

很多肥胖的人都喜欢用快走的方式来减肥，特别是现在各种社交计步软件上都有排名，朋友圈也适合晒自己的成果，这些都大大提升了减肥者的积极性，1万步，2万步，不断地往上加，排名也在提升。但很多人往往体重还没降下来，足跟倒是先痛起来。其实，你的足跟在过重的体重下早已被压得"喘不过气"了。

不恰当的鞋

现在很多跳广场舞的阿姨都喜欢穿平底鞋，很多爱美女性特别喜欢穿高跟鞋。其实，跟痛症也特别青睐这类人。不恰当的鞋会导致整个足部力学失衡，增加了患跟痛症的概率。

中医对跟痛症的认识

跟痛症多因老年肝肾不足或久病体虚，气血衰少，筋脉懈惰，加之体态肥胖，体重增加，久行久站造成足底部皮肤、皮下脂肪、跖腱膜负荷过重。足底的跖腱膜起自跟骨跖面结节，向前伸展，止于5个足趾近侧趾节的骨膜上，如果长期、持续地牵拉，可在跖腱膜的跟骨结节附着处发生慢性劳损或骨质增生，致使局部无菌性炎症刺激而引起疼痛。

如何预防跟痛症

饮食注意

中老年人应进食含有充足钙质的食品，如虾皮、海带、紫菜、酥鱼、海藻、芝麻酱、骨头汤；含维生素C丰富的食物，如新鲜的蔬菜和水果；多喝牛奶、豆浆，并不时地晒晒太阳，防止骨质疏松和跟骨骨刺生成。较胖的人更容易患足跟痛，因此应合理膳食、适当运动，尽量保持不超重。

出行注意

外出宜穿宽松柔软、轻便舒适的鞋子，在家应穿富有弹性的拖鞋。买鞋时挑选质量合格的鞋，特别是运动鞋，鞋底要厚些、不能太软，鞋跟部要有一定的弧度以适应足跟的弧形，并应用软垫，如硅胶制成的跟骨垫，将后跟垫高，使脚掌受力点前移，减少足跟韧带的拉力，减轻摩擦，以保护足跟。

运动合理

时刻注意不让足跟受到外力侵害，不让足跟过度疲劳。有的人由于工作需要，如售货员，每天站立的时间较长，则可以采取改变站姿的方法，防止韧带的某一部位长时间承受过大的力量。如果发现足跟疼痛，就应该及时调整，充分休息。

坚持锻炼，适度参加适合自己的户外活动，如步行、慢跑或骑车，以增强局部血液循环，延缓足跟部周围组织的退行性改变，促进机体的新陈代谢，使骨的韧性增强。行动不方便者，每天可做足部肌肉的收缩锻炼，以增强足底肌的肌力，减缓韧带的退化。

中医疗法治疗跟痛症

中医按摩

出现足跟痛时不必紧张，中医按摩可有效缓解足跟痛。

温水浴足后，用圆钝的按摩棒或食指关节反复按揉、推顶足跟部压痛点，力量由轻到重，以能够忍受为度。推顶方向为先向足趾方向推，再反方向推。

用拇指指腹按揉足心部，并向足趾方向做推法6~8次。

按揉涌泉穴，依次牵拉各足趾。尽量使脚趾向背伸，这样可以牵拉跖筋膜。或抬起足跟，足趾着地蹲一会儿，也可达到同样效果。

拿揉、提捏小腿肚及跟腱。用拇指和其余四指对合用力上下反复拿捏小腿肚和跟腱，用拇指和食指对捏并按揉踝尖后、跟腱前的内外凹陷处。还可以找个高尔夫球踏在脚下，取坐位，在脚心与足跟间慢慢滚揉。

中药熏蒸浸泡

用中草药熏蒸浸泡患足，可以起到舒筋活血、消瘀止痛的作用。

将由红花、赤芍、当归、川乌、草乌、伸筋草、透骨草等多种中草药各45克组成的外用药置于自备的布袋中先浸泡半小时，然后放入锅或者铁制容器中，加水适量（依据浸泡部位），煮沸5分钟后倒入脚盆中，加醋适量，先熏蒸患足，盆上方盖一毛巾以防热气泄漏，待药水温度适宜浸泡时，将患足放入药水中浸泡，每次熏蒸浸泡20~30分钟，每天2或3次。每次治疗前可以适量加水并加温，次日更换新药重复上述治疗。

10天为1个疗程，需坚持2~3个疗程以巩固疗效。

跟痛症的食疗方

细辛枸杞粥 **消肿止痛**

原料： 大米100克，细辛3克，枸杞少许，盐、葱各适量

 做法：

① 大米洗净，置于冷开水中浸泡半小时后捞出沥干水分；细辛洗净备用；葱洗净，切花。

② 锅置火上，倒入清水，放入大米和细辛，大火煮至米粒开花，再放入枸杞，转小火熬煮至粥浓稠，加盐，撒上葱花即可。

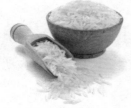

— 大米 —

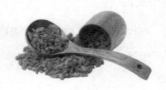

— 枸杞 —

鸡骨草瘦肉汤　舒筋活血

原料： 瘦肉 500 克，生姜 20 克，鸡骨草 10 克，盐 4 克，鸡精 3 克

 做法：

① 瘦肉洗净，切块；鸡骨草洗净，切段，绑成节，浸泡；生姜洗净，切片。

② 瘦肉氽一下水，去除血污和腥味。

③ 锅中注水，烧沸，放入瘦肉、鸡骨草、生姜，以小火慢炖 2.5 小时后，加入盐和鸡精调味即可。

三七猪肚汤　祛瘀消肿

原料： 三七嫩叶 200 克，熟猪肚 250 克，生地 10 克，花生油 20 毫升，精盐、鸡精、葱、姜、香油各适量

做法：

① 将三七洗净，熟猪肚切成块备用。

② 净锅上火，倒入花生油，将葱、姜、生地爆香，倒入水，调入精盐、鸡精，下入熟猪肚、三七煲至熟，淋入香油即可。

足部功能锻炼

跟痛症的主要病变部位在骨、在筋、在肉，筋肉不给力，骨头将会很受伤。因此，在跟痛症的康复过程中，加强足部肌肉组织的锻炼十分重要。

足底筋膜伸展

伸展时，坐在地面或椅子上，用手抓住脚趾向上向侧方牵拉，直到感觉足底抻开感到舒服，维持该姿势15～30秒，然后放松。重复该动作5次为一组，每天进行3组训练。

滚网球

使用硬质的罐子或者粗棍子作为辅助。练习时患脚赤脚踩在有轻微弧度的罐子上，前后来回滚动，动作要慢，让足底充分舒展，每次3~5分钟。可以通过增加踩下去的力量来增加训练难度。

毛巾牵拉

坐在床上，将患腿伸向前方。将一块毛巾（亦可使用弹性训练带）套在脚上，往身体方向牵拉脚趾，保持膝关节伸直，能够感到小腿后方有牵拉感，整个足底被充分拉开。保持该动作15~30秒，然后放松。重复3次。整个牵拉过程要轻要慢，避免发生疼痛。如果毛巾伸展能比较容易完成，可以开始站立位腓肠肌伸展训练。

腓肠肌伸展

面对墙站立，将患腿尽量向后伸，双臂前举扶墙至与肩水平。前腿膝盖稍弯曲，身体前倾。过程中保持后腿伸直，脚跟尽量不离地。当前腿的小腿后有牵拉感时，维持20~30秒。当没有紧张牵拉感时，可以增加前倾程度，直到小腿后紧张感出现为止。每组3次，每天3~5组。

台阶伸展训练

双脚站立在台阶边缘，脚跟离开台阶。台阶两侧最好有扶手支撑物保护。将脚跟向下压低，直到小腿后方有牵拉感。维持15~20秒，每组3次，每天3~5组。整个过程缓慢、轻柔地进行，不要过度。

抓毛巾训练

将一块毛巾放在地面上，患脚平放于毛巾上，脚后跟着地，用脚趾不断地抓住毛巾，然后放开。每组10~20次。

08 扁平足

扁平足是一种先天性或后天性各种原因导致足底部纵弓塌陷的畸形。大多数人是先天性扁平足，由于先天性足底韧带松弛或者先天性足部内在跗骨之间的关系发育异常导致。6～10岁的儿童多发生扁平足，因为正常人足弓发育成熟的年龄为此阶段。肥胖者给予脚部的压力过大，也容易发生扁平足。

扁平足病因和类型

正常人足部内侧有纵弓，走路时外侧负重着力点在大脚趾第一节趾头、小脚趾的第一节趾头和足跟部，可以缓冲人体运动对足部的压力。但是扁平足的病人在走路时全部脚掌受力，没有纵弓的存在，不能过度运动，能力相对比较差，时间长后会引起足部疼痛。通常扁平足不需要特殊治疗，只在伴有脚踝疼痛，严重影响生活，或者伴有跗骨的半脱位、脱位等情况，才需要进一步治疗。扁平足的主要病因如下：

遗传因素

若父母有扁平足，其孩子患病的风险性会比其他孩子高。遗传因素在扁平足的发病中起重要作用，一般多为基因遗传。

跗骨联合

两块或者两块以上跗骨之间出现了不该有的连接，对它们之间的活动造成限制。跗骨联合是造成先天性扁平足的主要原因。

足部外伤

外伤使足骨出现骨折，破坏足部正常结构，使足侧弓出现异常，可导致扁平足。

慢性劳损

足部长期负荷过重，会使足部软组织及关节出现慢性劳损，引起扁平足。

如何预防扁平足

扁平足有先天性和后天性，先天性没有办法预防，一出生就是扁平足。需要预防的是后天性扁平足，也叫功能性扁平足。

鞋子的选择

尽量选择软鞋，可以用足弓垫垫足弓，对矫正和预防扁平足的效果很好。

预防疾病因素

要积极预防和治疗可能会导致扁平足的其他原因，如类风湿性关节炎、膝关节炎、足底筋膜炎等。

扁平足的矫正方法

早期的扁平足可通过功能锻炼进行矫正。

坐位踮脚

患者采取坐位，两腿分开与肩同宽。抬起脚后跟，脚尖着地，绷紧小腿肌肉。保持此姿势5~10分钟，锻炼强度以自身能够耐受为宜。

脚趾抓毛巾

患者采取坐位，将毛巾放在脚下，然后用脚趾提起毛巾，再放下。重复做20~30次。

脚踩滚轴

患者采取坐位或站立位，将滚轴放在足弓的位置，使脚可以踩在滚轴上前后滚动。如果身边有扶手，患者也可以站起来，借助扶手把重心放在患侧腿上，进行前后滚动。

站立足外翻

患者采取站立位，两脚外翻，以此种姿势支撑身体。每次站立坚持20～30秒，然后还原休息一会儿，再重复上述动作。

扁平足的生活调理

避免长时间站立、长距离行走、跑跳等剧烈活动，注意控制体重，减轻负重。

建议经常用热水泡脚，可以适当在热水中添加中草药，以促进脚部血液循环，减轻酸胀、疼痛的现象。

扁平足患者应尽量穿平底鞋，不宜穿带跟的鞋，平底鞋可以锻炼小腿和脚底肌肉，减轻脚部疲劳感。平时也可以穿矫正扁平足的鞋或者使用此类鞋垫，都可以在一定程度上缓解不适症状。

对于较严重的扁平足，通过单纯运动锻炼并不能完全恢复，可考虑通过穿矫形鞋垫或采用外科手术治疗，以重建足底部结构，恢复足部功能，防止后期产生运动功能障碍。

09 蹈外翻

蹈外翻一般指拇指外翻。蹈外翻是比较常见的一类前足畸形类的疾病，主要是指第一跖趾关节的拇指向外侧偏移引起的一种足部畸形，累及拇指以及前足。由于拇指的向外偏移可以挤压第二趾甚至第三趾，导致整个前足的疼痛，并且引起第一跖趾关节的半脱位、拇囊炎等，从而导致穿鞋过程中引起拇囊部位反复摩擦，形成胼胝，导致疼痛。

蹈外翻病因

一般来说，蹈外翻的病因有一定的遗传因素，大约一半的患者会有家族史，而且女性的发病率高于男性，老年人的发病率高于年轻人。蹈外翻的主要病因有以下几种。

鞋子不合适

蹈外翻的发生可能与穿鞋不合适有重要关系。蹈外翻畸形在穿鞋人群中的发病率比不穿鞋人群高15倍，紧束前足的鞋子似乎是导致蹈外翻畸形的首要因素。然而，并非所有穿着这种鞋子的人都会发生蹈外翻，因此肯定也有其他的诱发因素。

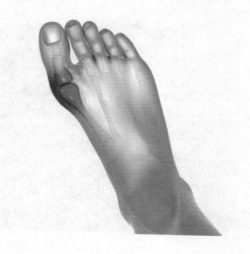

遗传

遗传是踇外翻发病的一个重要因素，尤其是青少年患者。许多研究中报道了踇外翻患者具有阳性的家族史。第一跖骨内翻，即第一跖骨在跖楔关节处内翻成角，也可能是踇外翻发病的因素之一，尤其在青少年踇外翻患者中占比很高。

系统性关节病

踇外翻也常见于系统性关节病患者，例如类风湿性关节炎中的滑膜炎造成了跖趾关节囊的破坏，导致踇外翻畸形。此外还有扁平足，第一跖骨关系不协调，如第一跖骨头呈圆球形，第一跖骨过长、过短。胫后肌腱止点变异，部分纤维扩展到踇收肌斜头和踇展屈肌的腓侧部分，从而增加了后二肌的联合肌腱的收缩力，第1~2跖骨基底间有异常骨突等因素，在踇外翻发病中起一定作用。类风湿性关节炎和神经肌肉疾病也可伴发踇外翻，青少年的踇外翻存在着家族性发病倾向。

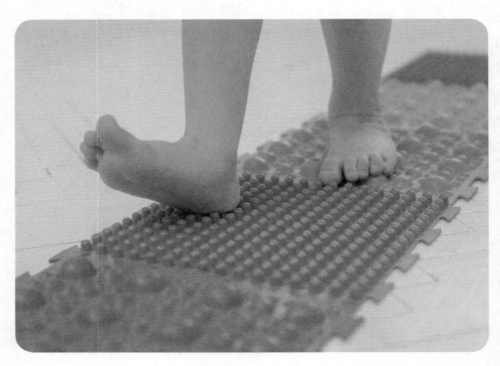

如何预防踇外翻

多穿着前掌宽松、鞋面稍软的鞋子，如运动鞋，少穿高跟鞋、尖头鞋，更不要穿着此类鞋长时间行走、运动。

通过运动积极锻炼足底肌肉，如在沙土上光脚行走等，对该病可起到一定的预防作用。

体重过重者需要控制饮食、适当减轻体重，以减轻关节负荷。

扁平足患者可穿矫形鞋垫，通过对扁平足的矫正，可在一定程度上预防踇外翻的发生。

踇外翻的矫正方法

根据踇外翻的角度，分为轻度、中度和重度。轻度、中度可以进行保守治疗，主要是避免穿高跟鞋或者前足比较窄的鞋子，可以用踇外翻的矫形垫进行相应的治疗；如果是重度的踇外翻，并引起拇囊炎、跖骨半脱位等，也可以采取踇外翻的矫形手术进行治疗。

根据踇外翻的严重程度来选择合适的矫正器，因为不同的类型所产生的功能不同，矫正的效果也会有所差异。要注意佩戴的时间，一般早期如果及时使用这种矫正器来矫正踇外翻，需要佩戴1~2个月才能看到效果，后期要坚持佩戴3~6个月才能稳定。要根据恢复的情况及时调整矫正器的角度，才能达到巩固的效果。平时在穿戴的过程当中要防止过度磨损，否则会导致皮肤的损伤。

如果穿戴矫形器达不到明显的效果，要考虑外科手术进行矫正。

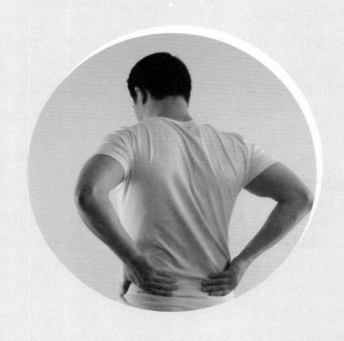

骨质疏松症是一种全身性疾病，

以骨矿物质含量低下、骨结构破坏、骨强度降低、易发生骨折为主要特征。

而骨质增生是指关节的四周及表面、椎骨周边、

骨密度增长或突出骨小梁的突然增长，又被称为骨刺。

很多患者会出现一些看似矛盾的现象：

骨质增生患者常有一定程度的骨质疏松，

骨质疏松症往往是缺钙引起的，但有一些患者的血钙反而升高。

这一章，我们就来解读骨质增生和骨质疏松之谜。

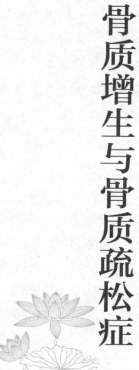

第五章

骨质增生与骨质疏松症

01 骨质增生

骨质增生俗称"骨刺"或"骨赘"，字面意思就是从正常的骨头多长出来一部分，属于骨关节退化过程中的一种现象。它是由于关节因外力或结构等种种原因造成骨的磨损、破坏，促使骨头本身进行修补所形成的硬化与增生。骨刺一般发生在骨骼、关节的边缘、末端，也就是X线片上经常看到的骨赘。

快速了解骨质增生

骨质增生起病缓慢，有时因轻伤才感到疼痛，最常受累的是膝髋手指、腰椎和颈椎等。早期症状为关节酸痛、活动不便，这种感觉在早晨起床时或久坐起立时最为明显，经片刻活动后即行消失，但过多活动又觉不适。局部无肿胀，有轻度压痛。肌肉无痉挛、无萎缩。病情严重者关节面变形，关节活动受限，疼痛，甚至出现关节畸形，但关节不发生强直。

骨质增生也可发生在青壮年时期，其发病原因与老年人不同，多由于外伤引起。当关节内骨折整复不良，重力线不正，如膝内翻外翻、足部畸形、脊柱侧弯等均可引起一个关节或整个关节发生骨质增生，即外伤性关节炎。

骨质增生与中医的"骨痹""骨痛"相类似。中医认为肾主骨，老年人肾虚，易出现"骨痛"症状。中医在辨证分型上一般主张分为虚实两大类，虚包括肝肾阴虚和气血虚弱型，实包括风湿寒邪侵袭，痰湿内阻。

①外邪痹阻。中年以后，肝肾不足，气血渐虚，卫外不固，风湿寒邪乘虚入侵，导致气血瘀滞，搏结于颈项筋骨，经脉不通，筋骨肌肉失于气血的温煦和濡养而致。

166

症见：头颈肩背和四肢疼痛，痛有定处，喜热恶寒，颈部僵硬，活动受限，后颈部可触及条索状物和压痛点，上肢沉重无力，伴有头沉、胸闷、纳呆等症状，舌质正常或发暗，舌体肥胖或有齿痕，脉沉迟或弦滑。

治法：祛风散寒、舒经通络、除痹。

②痰湿阻滞。中年以后肾气渐虚，气化无力，水不得化气，即停蓄而为痰饮；且体虚易招风邪侵入，风痰相搏，阻滞颈部经络而发病。

症见：头项强痛，肩臂酸胀不适，肢体沉重，伴有头重脑涨、胸脘满闷、少食多痰，苔白腻，脉沉滑。

治法：燥湿化痰、理气通络。

如何预防骨质增生

保持适宜的体重

体重超标加重了机体负重关节的负荷，使得关节软骨过度受损，引起骨刺；体重增加的同时，关节周围的肌肉、韧带等维持关节稳定的组织并没有增加，关节的稳定性减弱，在活动时关节容易发生拉伤、扭伤等。这些都是诱发骨刺的因素。减轻体重能够有效预防骨质增生的出现。

及时治疗关节疾病

增生引起关节出现疼痛不适感，要及时前往医院就诊，以免病情迁延，为以后的治疗带来不必要的麻烦；更不可以随意听信保健广告，自行服用一些标识不明的药物。

注意工作、学习时的姿势

骨质增生以活动范围大的颈腰椎多见，为了预防颈腰椎的骨质增生，在工作和学习的时候一定要注意保持正确的坐姿，肩部放松，保持最自然的姿势。具体做法是：保持自然的端坐位，臀部和背部要充分接触椅面；双肩后展，两肩连线与桌沿平行；让脊柱保持正直；目光要平视电脑屏幕，尽量不要低头；还应该时不时站起来走动，活动一下颈腰部，使肌肉放松。

保护关节

对于足跟或膝盖的骨刺，可以适当使用护具和正确的鞋子或矫形鞋垫，来对关节起到稳定和缓冲压力的作用。做好关节的保护和关节锻炼，减少关节负荷，可对身体的各个关节进行定时、定量的练习，可以使关节的肌肉力量得到锻炼，又可以保证关节的正常功能。通过适当的爬山、跑步、跳高、跳远等运动，可以增加膝关节的负荷，也可起到锻炼的作用，但要避免时间过长。

养成良好的饮食习惯

在平时应少吃刺激和辛辣的食物，还要控制热量的摄入，减少高嘌呤食物的摄入。建议经常进食应季的水果和蔬菜，新鲜的水果和蔬菜中含有丰富的维生素，可以起到补充营养的作用。

骨质增生与运动

骨质增生的一个重要诱因就是长时间、过量且剧烈的体育运动。长时间过量的剧烈运动会使得人体骨骼与骨骼周边的软组织遭受过量的牵扯，因而引起肌体局部的肌肉、筋膜、韧带以及骨骼等出现损伤，诱发骨质增生。

适量的运动锻炼不仅可以保持脊柱、膝、踝关节的灵活性，减少骨刺对周围软组织的干扰，还可以使骨刺周围的软组织尽快适应骨刺的局部刺激，从而减少肌体的不适和疼痛。因此，长骨刺以后的运动不仅可行，而且是必要的。不过运动不宜过于剧烈，打太极拳、骑自行车、游泳等较为适宜。运动量的大小因人而异，以运动后关节的疼痛和肿胀不加重为度。

02 骨质疏松症

骨质疏松症是各种原因引起的骨代谢性障碍，以骨组织显微结构受损、骨矿成分和骨基质等比例不断减少、骨质变薄、骨小梁数量减少、骨脆性增加和骨折危险度升高为标志的一种全身骨代谢障碍的疾病。

骨质疏松症的真面目

骨质疏松并非独立疾病，而是一个严重的社会问题，在老龄社会尤为突出。骨质疏松症导致骨骼受力不均，或骨质脆弱，机体产生修复性反应而形成骨刺，这种骨质成分异常分布的结果，可引起骨痛、驼背、身材变矮、骨折、椎间盘突出乃至致残等后果，而且往往还会引起继发性并发症。

骨质疏松症属中医"骨痿"范畴，其发生主要有肾虚、脾虚、血瘀三个因素，肾虚是根本病因，"多虚多瘀"是其病理特点。肾主骨生髓，肾阳虚衰，不能充骨生髓，致使骨松不健；肾阴亏虚，精失所藏，不能养髓；脾主肌肉，脾运化水谷精微以营养肌肉，当脾脏功能失调或脾失健时，肌肉得不到正常滋养，就会表现为松弛疲软无光泽。肾虚合并脾虚时，后天不足则不能运化精气、气血，而加重骨骼失养，进一步加速骨质疏松症的形成。血瘀的产生主要是因虚致瘀，肾阴、肾阳偏衰，脾虚气血生化乏源，气虚统摄无力均可导致血瘀。而血瘀作为致病因素，又会加重脾肾的虚衰，使精微不布，而致"骨不坚"，促进骨质疏松的发生。骨质疏松症可分为三种证型：

脾肾阳虚

腰髋冷痛，腰膝酸软，甚则弯腰驼背，畏寒喜暖，面色苍白，或五更泄泻，或下利清谷，或小便不利，面浮肢肿，甚则腹胀如鼓，舌淡胖，苔白滑，脉沉弱或沉迟。

肝肾阴虚

腰膝酸痛，膝软无力，下肢抽筋，驼背弯腰，患部痿软微热，形体消瘦，眩晕耳鸣，或五心烦热，失眠多梦，男子遗精，女子经少经绝，舌红少津，少苔，脉沉细数。

气滞血瘀

骨节疼痛，痛有定处，痛处拒按，筋肉挛缩，骨折，多有外伤或久病史，舌质紫暗，有瘀点或瘀斑，脉涩或弦。

可能引起骨质疏松的常见疾病

骨质疏松症除了主要与绝经和老年有关的原发性骨质疏松外，还可能由多种疾病引起，称为继发性骨质疏松症。可能引起骨质疏松的常见疾病有：

内分泌疾病	糖尿病、甲状腺功能亢进症、性腺功能减退症、甲状旁腺功能亢进症、库欣综合征、垂体催乳素瘤、腺垂体功能减退症等。
胃肠疾病和营养性疾病	吸收不良综合征、慢性肝脏疾患、营养不良症、胃肠大部切除术后、慢性胰腺疾病、长期静脉营养支持治疗等。
血液系统疾病	多发性骨髓瘤、淋巴瘤、白血病、戈谢病和骨髓异常增殖综合征等。

神经肌肉系统疾病	僵人综合征运动功能障碍、肌营养不良症和各种原因所致的截瘫、偏瘫、肌强直综合征等。因骨折外伤或瘫痪患者需长期制动、卧床。长期使用激素、免疫抑制剂等药物。

"骨筋肉并重"与骨质疏松症

中医认为，肾与骨的关系最为密切。《素问·宣明五气》提出"肾主骨"，《中西汇通医经精义》指出："肾藏精，精生髓，髓生骨，故骨者肾之合也。髓者，肾精所生，精足则髓足，髓在骨中，髓足则骨强。"肌肉在中医中属于筋的范畴，肌肉功能的正常发挥有赖于营卫气血的濡养。《灵枢·本藏》说："卫气者，所以温分肉，充皮肤，肥腠理，司开阖者也。"脾主肌肉，全身的肌肉都需要脾胃所运化的水谷精微来营养，肌肉才能发达丰满，臻于健壮。《素问集注·五藏生成》说"脾主运化水谷之精，以生养肌肉，故主肉"，《四圣心源》言"肌肉者，脾土之所生也，脾气盛则肌肉丰满而充实"，《素问·痿论》说"治痿者，独取阳明"。肝藏血主筋，肝血充盈，筋得所养，若肝血不足，筋的功能就会发生异常。

随着年龄的增长或者劳损、外伤等原因，发生筋骨、骨骼、关节、筋肉等组织退变时，其必将互相影响，筋肉病变与筋骨病变互为因果，形成恶性循环，导致疾病的发生与发展。现代研究发现，肌肉和骨骼均是重要的内分泌器官，肌肉分泌的相关因子参与骨骼的调控，对骨骼的生长、发育、发展有一定的影响，而骨因子同样可调节肌量、肌力，在骨质疏松症的发病过程中互相影响。这与"骨筋肉学说"观点相契合。因此，骨质疏松的治疗需要重视骨筋肉的病变，注重骨筋肉三者的联系，即同时重视骨骼与之周围肌肉、韧带等软组织病变的治疗，这有利于改善病情，通过合理的体育训练，提高周边筋肉的质量，阻止病情进一步发展，预防骨质疏松症的发生发展。

药膳调节抗骨质疏松

韭菜炒腰花　补肾壮骨

原料： 韭菜、猪腰各 150 克，核桃仁 20 克，红椒 30 克，盐、味精各 3 克，鲜汤、水淀粉、食用油各适量

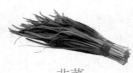
— 韭菜 —

做法：

① 韭菜洗净切段；猪腰收拾干净，切花刀，再横切成条，入沸水中余烫去血水，捞出控干；红椒洗净，切丝。

② 盐、味精、水淀粉和鲜汤搅成芡汁，备用。

③ 油锅烧热，加入红椒爆香，再依次加入腰花、韭菜、核桃仁翻炒，快出锅时调入芡汁炒匀即可。

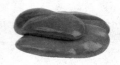
— 猪腰 —

人参鹌鹑蛋　益气补虚

原料： 人参 7 克，黄精 10 克，鹌鹑蛋 12 个，盐、白糖、味精、麻油、料酒、水淀粉、高汤、葱末、姜末、酱油、醋各适量

做法：

① 将人参、黄精煎成药汁。

② 一半鹌鹑蛋煮熟，另一半用麻油炸熟。

③ 葱末、姜末炝锅，将所有调料兑成汁，与药汁、鹌鹑蛋同入锅翻炒，淋麻油即可。

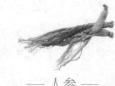
— 人参 —

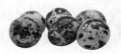
— 鹌鹑蛋 —

杜仲煲排骨　补肾气、强骨骼

原料： 杜仲 30 克，排骨 200 克，精盐适量

做法：

① 将排骨洗净砍成小段；杜仲洗净，切成条状。

② 将排骨、杜仲一起放入锅中，加水适量，用武火煮开，再转文火煲煮 40 分钟，以排骨熟烂为度，最后加入精盐调味即可。

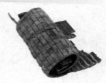

—— 杜仲 ——

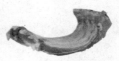

—— 排骨 ——

蛤蜊炖蛋　补肾壮腰

原料： 蛤蜊 250 克，鸡蛋 3 个，葱 6 克，盐 6 克，味精 2 克，鸡精 3 克

做法：

① 蛤蜊洗净，下入开水锅中煮至开壳，取出洗净泥沙。

② 鸡蛋打入碗中，加入调味料搅散。

③ 将蛤蜊放入鸡蛋中，入蒸锅蒸 10 分钟即可。

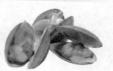

—— 蛤蜊 ——

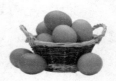

—— 鸡蛋 ——

天麻红花猪脑汤　活血化瘀、强筋骨

原料： 天麻 10 克，红花 5 克，山药 10 克，枸杞 6 克，猪脑 100 克，米酒 2 大匙，盐适量

做法：

① 猪脑洗净，余去腥味；山药、天麻、红花、枸杞洗净备用。

② 将所有材料放入电锅，加水半杯，煮至猪脑熟烂，加盐、米酒调味即可。

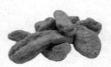

—— 天麻 ——

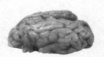

—— 猪脑 ——

巴戟黑豆鸡汤　健脾益气

原料： 巴戟天 15 克，黑豆 100 克，鸡腿 150 克，胡椒粒 15 克，盐 5 克

做法：

① 将鸡腿剁块，放入沸水中氽烫，捞出洗净。

② 将黑豆淘净，和鸡腿及洗净的巴戟天、胡椒粒一道放入锅中，加水至盖过材料。

③ 以大火煮开，再转小火续炖 40 分钟，加盐调味即可食用。

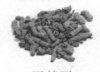

— 巴戟天 —

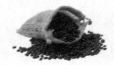

— 黑豆 —

— 鸡腿 —

骨质疏松生活调理

摆脱"危险因素"

过量饮酒会对骨骼的新陈代谢有不利影响；吸烟会影响骨峰值的形成；喝浓咖啡会增加尿钙排泄，影响身体对钙质的吸收。所以我们要戒烟，低盐饮食，避免过度饮酒及饮用咖啡、浓茶，少进食加工类食品，避免使用非甾体抗炎药（阿司匹林等）、糖皮质激素等药物，多补充蛋白质。

多吃富含钙质和维生素 D 的食物

多吃牛奶、动物肝脏、鱼肉类及深绿色蔬菜可补充维生素D，而坚果类不仅可以提供钙质，还有助于钙质的吸收。要注意的是，老年人和婴幼儿由于胃酸分泌较成年人差，对吸收钙质会有一定影响，因此不宜选择碳酸钙等无机钙，建议选择有机钙。女性补充钙制剂应在35岁之前开始。更年期女性应在医生的指导下调节体内雌激素的含量。

常晒太阳

万物生长靠太阳。中午时分晒晒背，才叫真正的天灸，因为背部是足太

阳膀胱经循行之处，是一身阳气汇集的地方。晒背能有效激发自身的阳气，同时还能促进自身合成维生素D，促进钙的吸收。

中医治疗骨质疏松症

骨质疏松在早期一般没有症状，血钙测定并不能真实反映骨质状态。女性一旦到了更年期，应定期到医院检查骨骼健康状况，请医生评估骨折风险。已确诊患有骨质疏松者应遵医嘱积极坚持治疗，必要时服用药物综合治疗。

前文阐述了中医对骨质疏松的认识，中医治疗也是从"肝、脾、肾"三个脏腑功能方面着手，通过健脾益气、补益肝肾、强筋健骨的中药来改善骨代谢，以增加骨合成、减少骨量丢失，从而延缓骨质疏松症的进展。常用的中药有黄芪、人参、白术、枸杞、女贞子、墨旱莲、熟地、附子、杜仲等。

手法治疗

中医推拿手法治疗可以调节脏腑功能，改善体内脏腑和骨关节代谢。人体脊柱、四肢关节有一些特效穴位，可以起到强身健体、增强免疫力的作用，常用的保健穴位有合谷、养老、关元、肾俞、委中、足三里、三阴交、涌泉、太冲等。

艾灸及中药封包治疗

用艾条灸治肾俞、志室、腰阳关等穴位，能够温肾助阳、散寒止痛。

中药封包治疗直接作用于患病部位，可起到强筋壮骨、活血化瘀的作用。可以把苏子、白芥子等混合后装入药袋，放入微波炉里中火加热3～4分钟，在患者腰背部进行药熨治疗。药熨的时候，手法一定要轻柔，注意不要烫伤皮肤。每天药熨1次，每次20分钟，连续使用30天，对骨质疏松带来的疼痛有明显的缓解作用。

骨质疏松运动疗法

适当的运动锻炼能减轻因骨质疏松引起的腰酸背痛，增强肌肉的力量，提高身体的平衡能力，减少跌倒的危险性，从而从根本上降低因骨质疏松而引发骨折的概率。刚开始运动时间不宜过长，适应后可以慢慢延长运动时间。

有氧运动

研究发现，有氧锻炼是比较适合骨质疏松人群的锻炼方式，如慢跑、踏步锻炼和走步。锻炼的时候要注意以下几点：

要遵循循序渐进的原则，强度不宜剧烈，时间由少到多，不要急于求成。

同时患有其他疾病的中老年人，选择体育锻炼时一定要征得医生的同意。

有关节炎的人在急性发作期最好静养休息。

已经患有骨质疏松的中老年人少做跳跃运动，以免发生骨折。

平衡训练

骨质疏松患者可以适当做一些平衡训练，如体操、太极拳等。体操训练对预防腰椎骨质疏松所造成的骨折有着很好的作用，可以增加骨骼的抗阻能力，促进骨质疏松逐渐恢复。太极拳的动作特点是内外兼练、刚柔相济、用意不用力，配合呼吸锻炼，能有效地改善练习者的僵硬拙劲。由于太极拳用力协调灵动，圆活均匀，不会损伤肌肉，也不会对关节、韧带等组织造成损伤，是一种适合骨质疏松患者练习的运动。

力量练习

年轻人要进一步预防骨质疏松，可适当做力量的训练，如举哑铃，有助于加强手臂和脊柱肌肉的力量，减少骨骼内矿物质的流失。

耐力运动

如慢跑、快走、骑车等，有刺激骨形成和抑制骨吸收的作用，能增强背部、臀部和腿部的肌肉力量，让骨骼能更合理地支撑身体重量。

水中运动

水中健身操可以锻炼人的力量、耐力，游泳或在水里走路对骨质疏松的人来说最为适合。

骨质疏松患者要避免弯腰和运动过度，以防脊柱和腰部受损。最该避免的运动是跳高、快跑等高强度运动。另外，不要向前弯腰、扭腰、仰卧起坐等，否则会增加脊柱的压力。其他一些需要常弯腰、扭腰的运动也不要练习，以免造成损伤。

骨质疏松症的三级预防

一级预防

应从儿童、青少年做起，如注意合理膳食营养，多食用含钙、磷高的食物。坚持科学的生活方式，尽可能保存体内钙质，丰富钙库，将骨峰值提高到最大值是预防生命后期骨质疏松症的最佳措施。

二级预防

人到中年，尤其妇女绝经后，骨量丢失加速进行。此时期应定期进行一次骨密度检查，对骨量快速减少的人群，应及早采取防治对策。近年来欧美各国多数学者主张在妇女绝经后3年内即开始长期雌激素替代治疗，同时坚持长期预防性补钙，以安全、有效地预防骨质疏松。日本则多主张用活性维生素D及钙预防骨质疏松症，注意积极治疗与骨质疏松症有关的疾病，如糖尿病、类风湿关节炎、脂肪泻、慢性肾炎、甲状腺功能亢进症、骨转移癌、慢性肝炎、肝硬化等。

三级预防

退行性骨质疏松症患者应积极进行抑制骨吸收、促进骨形成的药物治疗，还应加强防摔、防碰、防绊、防颠等措施。中老年骨折患者应积极手术，实行坚强内固定、体疗、理疗心理、营养、补钙、止痛、促进骨生长、遏制骨丢失、提高免疫功能及整体素质等综合治疗。

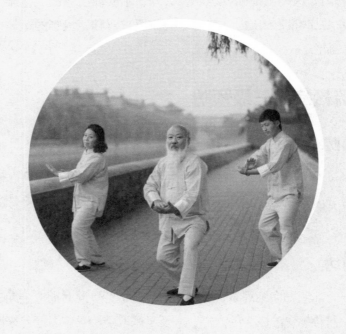

颈肩腰腿的锻炼主要是通过提高和平衡肩部、脊椎两侧、
腿部等肌肉的力量，提高周围的韧带组织的柔韧性、协调性和弹性，
促进其功能。每天拉筋，让身体动一动，养护脊椎、松松筋骨，
防止脊柱周围软组织病变，预防骨质增生、骨质疏松等，
能有效缓解颈肩腰腿痛。

第六章
拉筋运动，有效缓解颈肩腰腿痛

01 简易脊椎保健运动法

脊椎的简易运动主要是通过锻炼和平衡脊椎两侧肌肉的力量，提高脊椎周围的韧带组织的柔韧性、协调性和弹力，加强腹肌的力量，来促进脊椎的功能，防止脊椎周围软组织病变，预防骨质增生，保护脊椎和椎体的稳定性，以避免脊椎发生疾患。在做操前，要进行一定的准备活动，运动过程应循序渐进，不可急于求成。持之以恒，坚持不懈，才是最好的办法。

抱膝运动

抱膝运动主要针对因第12胸椎、第1腰椎至第3腰椎髂骨异常所引起的内脏疾病。它可以有效地提高背部肌肉的伸缩性和弹力，从而有助于调理、矫正胸椎小关节脱位、歪斜等改变，对髋关节脱臼以及腰椎、颈椎的矫正也很有帮助，尤其是对脊椎病变所引起的腰痛疗效更为理想。如果是轻微的腰痛，只要做一次这种运动，疼痛就可缓解。

步骤01 选仰卧位，双腿伸直，双膝并拢，双手自然平放在身体两侧。

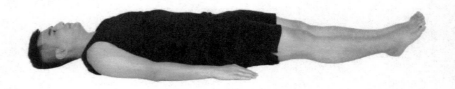

步骤 02　保持双膝合拢状态，屈膝，双手抱膝至胸前；抬起上半身，同时头部也尽量靠近双膝，以鼻子接近两膝的中间为宜。（双膝无法闭合者，可以使用毛巾等索状物轻轻地绑住双膝。）

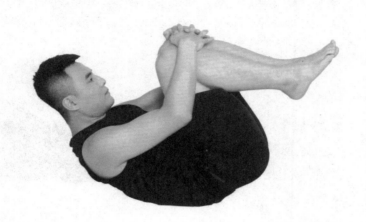

步骤 03　做1次深呼吸，然后放下上半身，松开双膝，让双腿慢慢伸直。以上动作每组做20～30次。

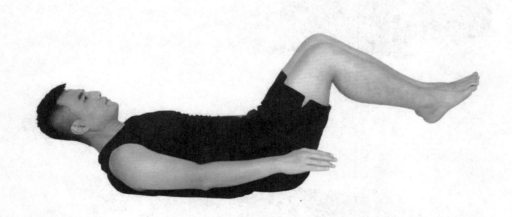

合并运动

　　合并运动主要针对第3腰椎～第5腰椎和骶椎的异常，特别是对髋关节脱臼及其引起的前方转位和后方转位有很好的矫正作用。如果在矫正手术后多加练习，效果会更加显著。此外，合并运动可以运动腰部，对强化腰部肌肉，调整血管、神经和骨盆内的脏器都有一定的作用。

步骤 01 取仰卧位，全身放松，双手交叠放于脑后，屈曲双腿的膝关节，使双脚的脚掌合在一起。

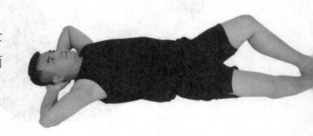

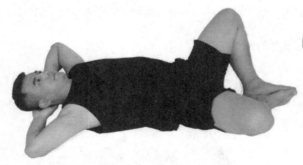

步骤 02 以双脚脚掌相合的姿势使脚部贴着地板，慢慢平行向上滑行，尽量使足踝接近髋关节。

步骤 03 双脚上移到极限后，再缓慢下滑至平伸状态，反复进行上述动作。每天大约进行20次。

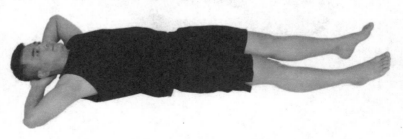

"棘三线"锻炼法

"棘三线"位于人体背部，分别称为棘突尖线（位于背部中线上，与督脉相吻合）和棘突侧线，左右各1条（在肩胛骨内侧与膀胱经相吻合），是神经、经络、穴位的交会处，支配着全身的重要脏器及维持人体的正常生理活动。按摩"棘三线"，是一种既简便又安全、疗效神奇的好方法，建议早晚各做1次。可根据自身情况，循序渐进，分段增加次数，使自己感到轻松舒适为宜。

第一步松解脊椎两边的竖直肌，使其不再发生粘连；第二步是通过左右摩擦来调整错位的小关节；第三步则是稳定脊椎小关节。当31对神经根不再受到压迫，也就不会引起相关的临床症状和体征。

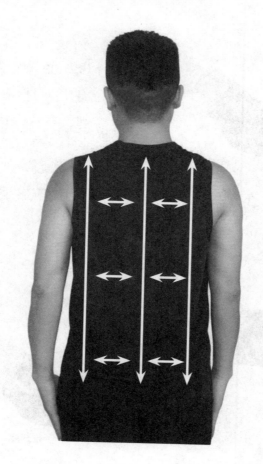

金鱼运动

　　金鱼运动是受到鱼在水中游泳的姿势启发而创出的。此运动以胸椎和腰椎为中心，通过左右摆动的动作来矫正颈椎以至脊椎骨及其小关节左右偏歪，并达到强化脊背肌肉的目的。由于运动时不但会刺激脊椎骨，也会影响腹部，对治疗或预防内脏疾患如肠扭转、习惯性便秘、肠梗阻等均有良好作用；也可作为中年以上的肥胖者进行腰部减肥的首选运动。

步骤 01 仰卧在地板或木板床上，双手置于头部底下。

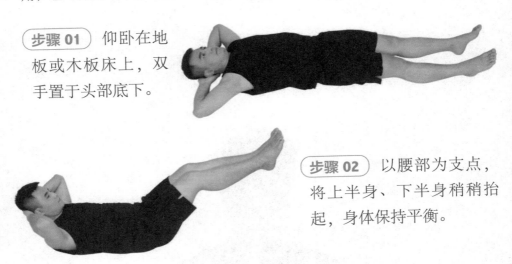

步骤 02 以腰部为支点，将上半身、下半身稍稍抬起，身体保持平衡。

步骤 03 上半身与下半身向相反方向用力做左右摆动。每天大约进行20次。

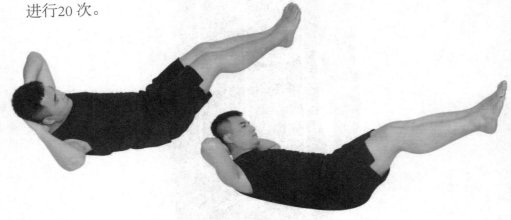

背部伸展运动

此项运动主要针对第1胸椎～第12胸椎，适合长期坐在办公室伏案工作者。这部分人群由于长期不良的工作姿势，有可能造成胸部脊神经受压、脊椎骨小关节偏歪、脱臼等病理改变，这时只要将脊椎伸直就可放松受压迫的神经。

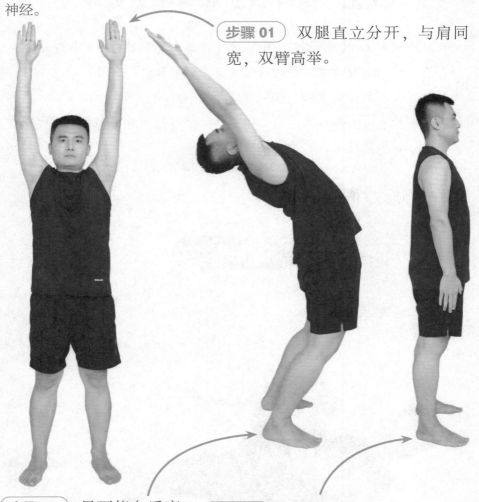

步骤 01 双腿直立分开，与肩同宽，双臂高举。

步骤 02 尽可能向后弯曲，保持双臂与身体在一条直线上。

步骤 03 保持不动，深呼吸，慢慢坚持数到10之后腰部挺直恢复原状，手臂放下。重复上述动作数次。

02 拉伸松筋让脊椎更健康

长时间伏案工作，姿势变化少，往往会感觉下颈腰背部酸胀不适。这是一套直接针对长期伏案工作的白领量身定制的保健操，可以疏通血脉、消除肌肉疲劳，预防颈椎病、腰酸背痛等脊椎疾病。在工作之余，你只需要一小块空地或是一把椅子，以及短短几分钟时间，每次选取当中一组或几组运动，长期坚持下去，将受益匪浅。

舒展脊椎暖身操

抱膝运动

步骤 01 自然放松平躺。双手抱握左膝举向胸部，重复10次。

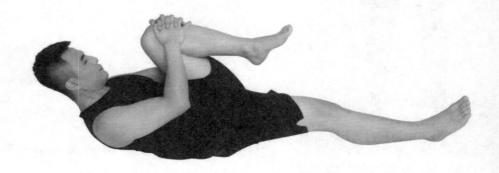

步骤 02 以同样方式抬举右腿，重复10 次。

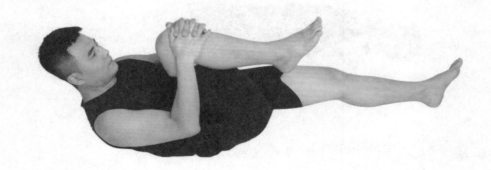

步骤 03 双手抱握双膝举向胸部，重复10 次。

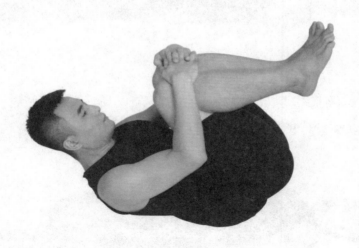

转膝运动

步骤 01 自然平躺，双手与地板成90°竖立在地板上，肩部平放贴地，足及膝并拢。

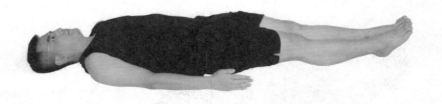

步骤 02 保持上半身不动，抬起左侧膝盖。

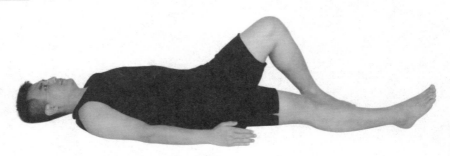

步骤 03 将膝盖尽量向右侧转，并着地。肩膀保持平放，但臀部可提起，以利脊椎的旋转。然后换另一侧。左右各转动10次。

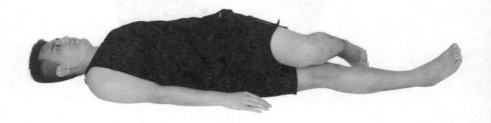

曲弓运动

步骤01 双膝着地，双臂伸直手掌贴地，身体重量平均分配在双手和双膝上。

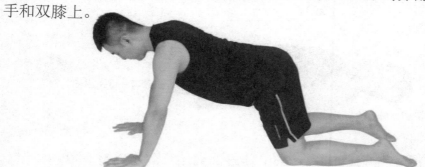

步骤02 手肘保持不动，使下背部往下凹沉，头往上抬。

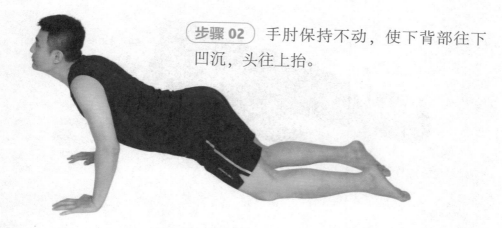

步骤03 弓起背部，试着把力量集中在下背部，有韵律地上下摆动，重复10次。

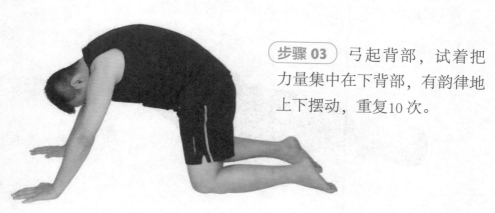

拱腰运动

步骤 01 自然平躺，双手放在身体两侧。

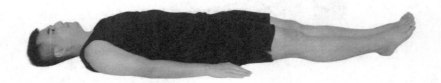

步骤 02 屈膝，抬起背部，使腰部离地，肩膀保持平放。

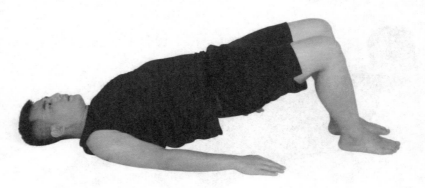

步骤 03 缩紧腹肌，然后将背部重新平放贴地，重复10次。

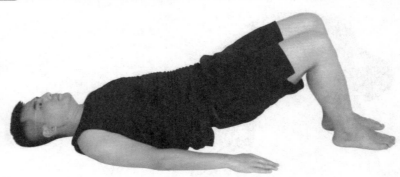

侧移运动

步骤 01 两脚分开约45厘米站直，体重平均分配在双脚上。

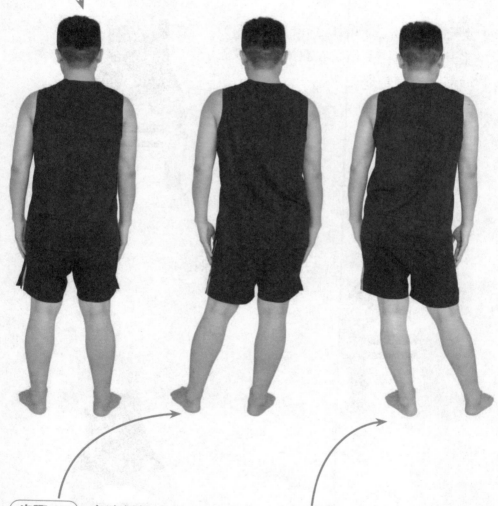

步骤 02 肩膀保持水平，手臂放松，右臀向右移。

步骤 03 站直，左臀向左移。从右到左，平顺地重复10次。

坐位旋转运动

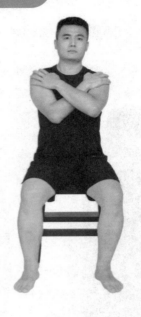

步骤 01 坐在稳固的椅凳上，双手张开，弯曲，手指搭在双肩上，膝盖向前，双脚着地。

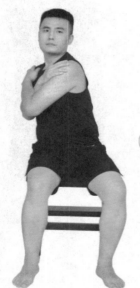

步骤 02 头部保持不动，肩膀尽量向右转。

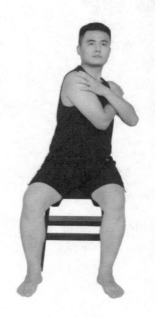

步骤 03 头部仍保持不动，肩膀尽量向左转。从右到左重复10次。

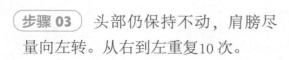

颈肌训练操

左右旋转运动

步骤 01　肩膀放松，慢慢将头转向右方。

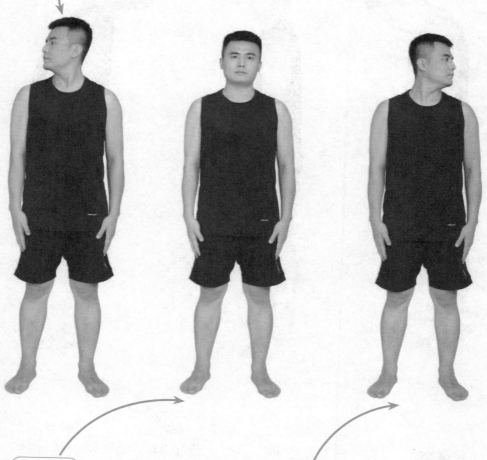

步骤 02　将头慢慢回复中间位置。

步骤 03　将头转向左方。重复以上动作10次。

193

前后伸展运动

步骤 01 肩膀放松，慢慢将头向前弯，使下颌尽量紧贴前胸。

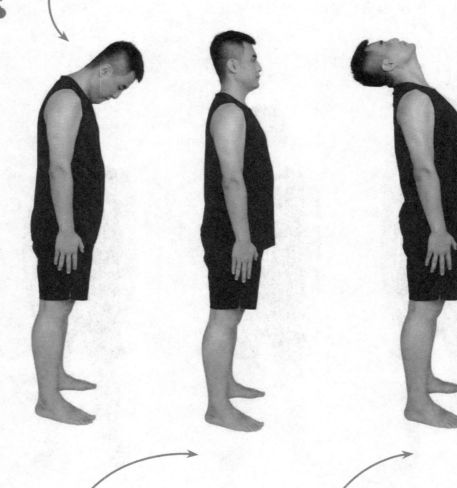

步骤 02 将头慢慢回复中间位置。

步骤 03 慢慢将头向后弯，使前额尽量保持在最高的位置上。重复以上动作10次。

左右侧偏运动

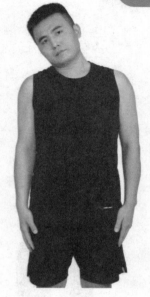

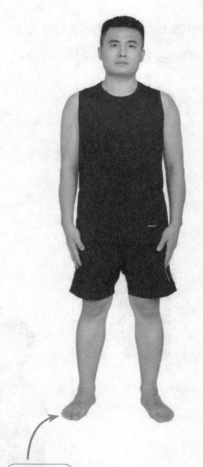

步骤 01 肩膀和身体放松，慢慢将头部偏向右肩，尽量使耳朵贴向肩膀，注意肩膀不要抬起。

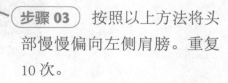

步骤 02 返回中间位置。

步骤 03 按照以上方法将头部慢慢偏向左侧肩膀。重复10次。

肩部环转运动

步骤 01 将两侧肩膀放松，然后右臂带动肩部向前伸。

步骤 02 右臂回正，肩膀放松。

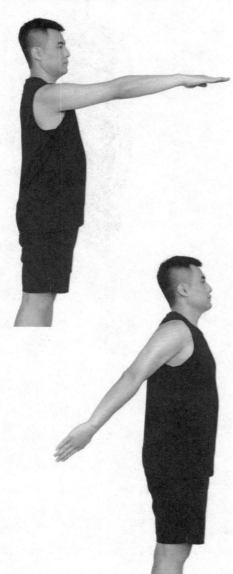

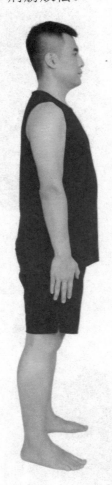

步骤 03 右臂向后伸。换另一侧。每天重复10次。

颈部环绕运动

步骤 01 头颈向前伸出，稍低头，头部从前方开始做环绕动作。向左（右）绕环。

步骤 02 头部屈颈做从前、侧、后还原的360°绕环动作。

步骤 03 反方向重复。每天做此运动10次。

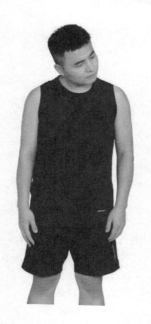
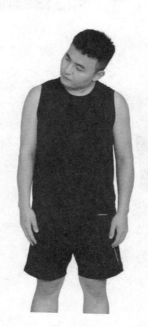
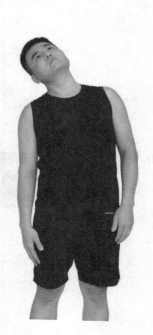

　　在进行颈部环绕动作练习时，身体不要跟着一起动，颈部动作幅度要大，使颈部肌肉充分伸展，动作要缓慢。如果出现眩晕、恶心、耳鸣等不适症状，应立即停止运动。

腹肌强化体操

步骤 01 屈膝平躺，双脚离地，双小腿与地面平行，双手朝膝盖上方伸展。

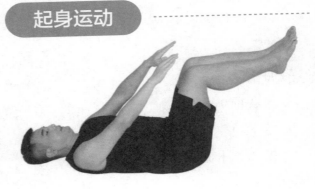

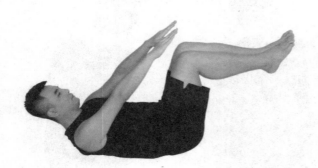

步骤 02 头、肩离地向前弯，保持这个姿势5 秒钟，使腹肌紧缩。然后恢复开始的平躺姿势。

步骤 03 分别向左膝外侧和右膝外侧重复3 遍以上动作，且尽可能缩短每个动作之间的休息时间。

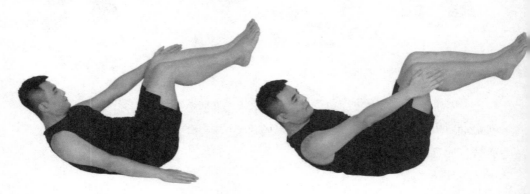

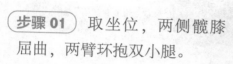

起伏运动

步骤 01　取坐位，两侧髋膝屈曲，两臂环抱双小腿。

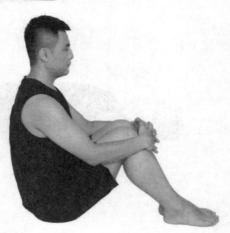

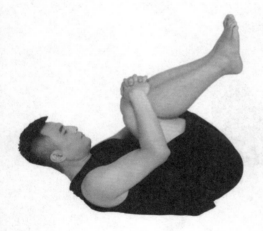

步骤 02　在床面上向后仰，到颈背部完全贴到床面。

步骤 03　借着回旋的惯力坐起。像不倒翁一样来回练习。

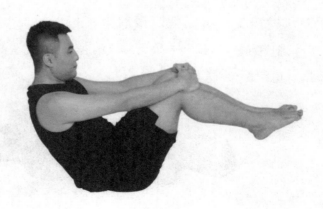

交替直抬腿运动

步骤 01 平躺，两腿自然伸直，两臂置于体侧。

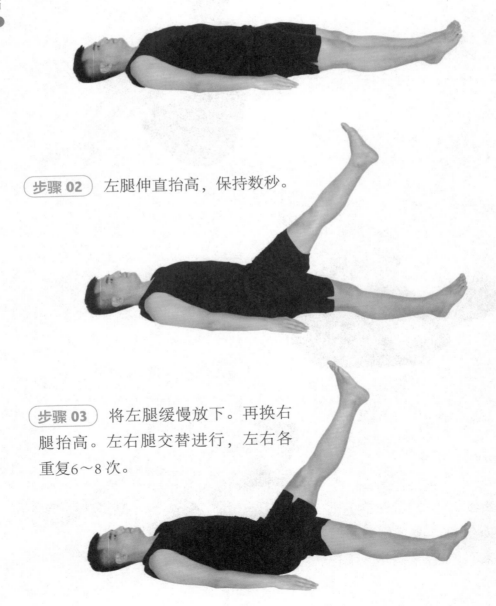

步骤 02 左腿伸直抬高，保持数秒。

步骤 03 将左腿缓慢放下。再换右腿抬高。左右腿交替进行，左右各重复6～8次。

保养腰椎操

飞燕运动

步骤 01 患者俯卧位，两腿伸直，两臂伸直放于体侧。

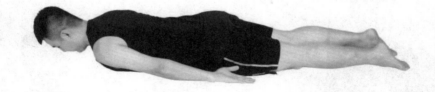

步骤 02 两臂、两腿伸直并同时用力向上抬起，同时挺胸抬头。

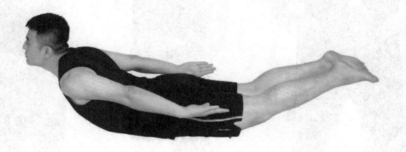

步骤 03 还原成预备姿势。重复进行12～16次。

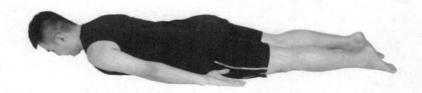

201

荷叶摆动运动

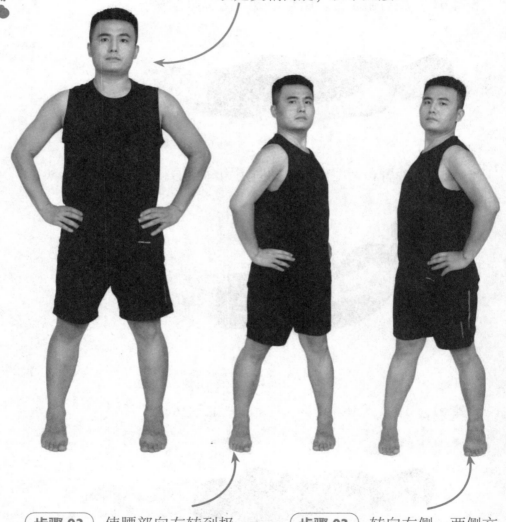

步骤 01 站立位，两足分开与肩同宽，双足尖稍内旋，双手叉腰。

步骤 02 使腰部向左转到极限，保持数秒，然后慢慢恢复原位。

步骤 03 转向右侧。两侧交替转动，每侧转9圈。

背肌强化操

跪姿抬腿运动

步骤 01 双膝跪地，双手伸直，手掌贴地，身体质量平均分配在双手和双膝上，手和膝盖保持与肩同宽。

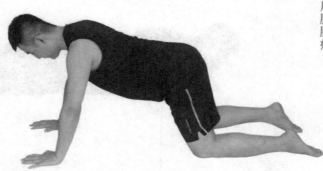

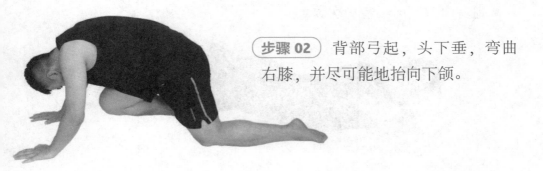

步骤 02 背部弓起，头下垂，弯曲右膝，并尽可能地抬向下颌。

步骤 03 将右腿打直往后向上伸展，使背部往下弓，但不要扭动臀部。然后将右腿收回，以同样的方式弯曲伸展左腿。每一边重复伸展10次。

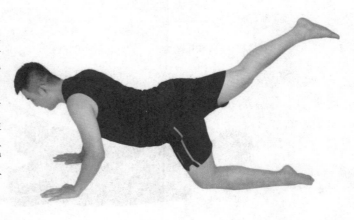

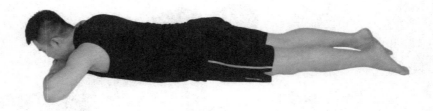

俯卧抬腿运动

步骤 01 脸朝下取俯卧位，双手放在下巴下方，膝盖伸直。

步骤 02 将左腿尽量抬高，然后缓缓放回原位，再重复抬举5～10次。当感到有力时，可再增加次数。

步骤 03 抬起右腿。尽量将右腿抬高，但不要扭动臀部。右腿放回原位，再重复抬举5～10次。当感到有力时，可再增加次数。

头肩抬举运动

步骤 01 脸朝下取俯卧位，双手反握，放在背后。

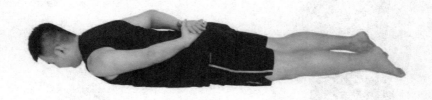

步骤 02 向后拉直双臂，并抬起头及肩膀，而双眼则朝下看，以免扭伤脖子。

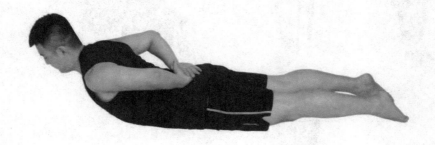

步骤 03 慢慢放下头及肩膀。中间不休息，重复10 次。

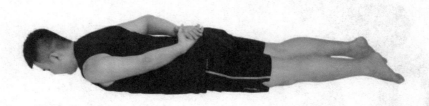

205

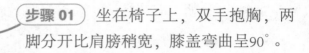

敬礼运动

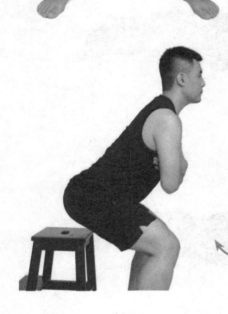

步骤 01 坐在椅子上，双手抱胸，两脚分开比肩膀稍宽，膝盖弯曲呈90°。

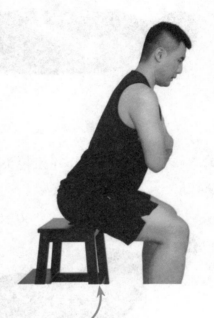

步骤 02 吸气，慢慢吐气，上半身往前倾，停5秒，上半身再慢慢抬起。

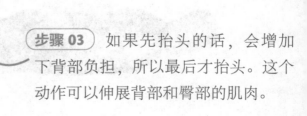

步骤 03 如果先抬头的话，会增加下背部负担，所以最后才抬头。这个动作可以伸展背部和臀部的肌肉。

软化关节伸展操

腿后腱运动

步骤 01　平躺，左腿弯曲、上抬，双手十指紧紧交叉放在左膝腘窝处，头部保持轻松平放。

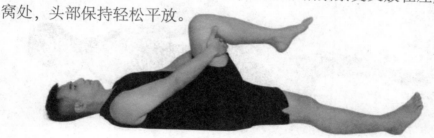

步骤 02　左腿伸直，拉紧大腿的肌肉，并尽量伸直左膝关节。使脚面保持与地面平行，头及右腿则轻松地平放在地板上，保持这个姿势20秒。

步骤 03　将左腿缓缓放下。换右腿以同样的方式伸展。左右交替进行10次。

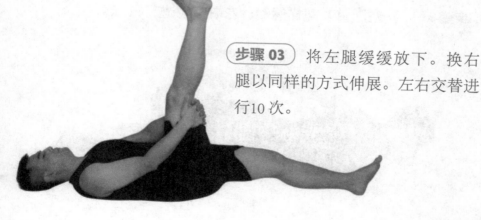

四头肌运动

步骤 01　脸朝下取俯卧位，双手紧握右脚背。

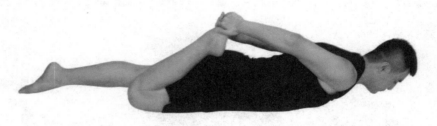

步骤 02　将脚跟拉向臀部，膝盖稍微抬起，保持这个姿势20秒。

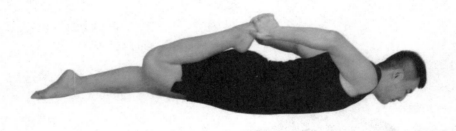

步骤 03　换左腿重复同样运动。左右交替进行10次。

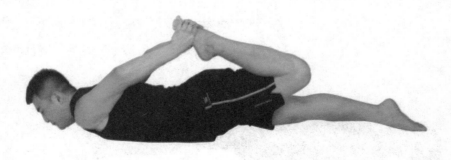

瑜伽伸展运动

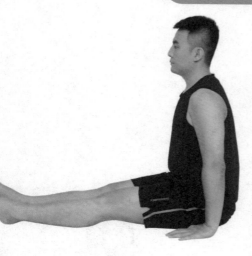

步骤 01 双腿伸直坐在地上，背部挺直，双手自然平放。

步骤 02 左腿弯曲，脚掌踏放在右膝外侧。身体向左转，右手肘抵住左膝外侧。左手直放在斜后方，肩膀尽量向左转。保持这个姿势20秒。

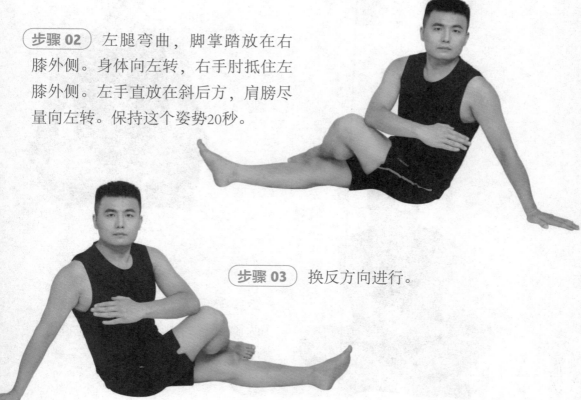

步骤 03 换反方向进行。

双腿交叉坐运动

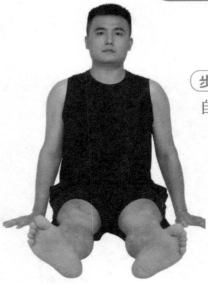

步骤 01　双腿平伸坐在地上，双手自然放在身体两侧。

步骤 02　将双腿交叉盘坐。

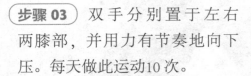

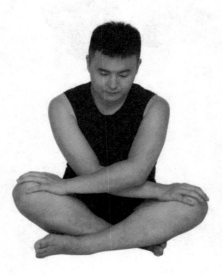

步骤 03　双手分别置于左右两膝部，并用力有节奏地向下压。每天做此运动10次。

直腿旋转运动

步骤 01 平躺，双腿伸直，双手放在头部两侧。

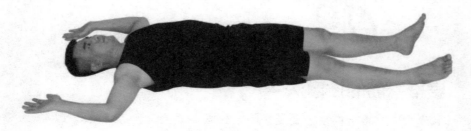

步骤 02 保持肩膀贴在地上，然后举起左腿，跨过右腿。跨过后左腿要伸直，而且脚要着地，维持这个姿势20秒。左腿放回原位。

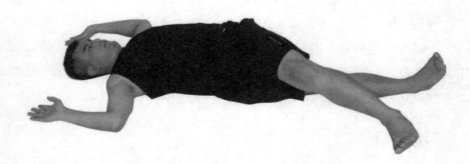

步骤 03 换另一边伸展。肩膀尽量放平，举起右腿跨过左腿，跨过后右腿要伸直，而且脚要着地，维持这个姿势20秒。右腿放回原位。

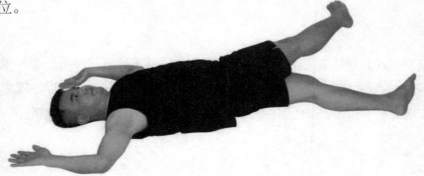

03 简单按摩松松筋骨

腰椎松筋的按摩法

本节所讲的腰椎推拿主要是预防第三腰椎横突综合征。第三腰椎横突综合征就是我们通常所说的腰腿疼痛，主要是因为经络中气血受阻、流通不顺造成的，按摩对调节肌肉、疏通经络都有很好的疗效，所以对此病的治疗，主要就是针对第三腰椎及其附近的肌肉进行按摩。

擦腰部

按摩者使用拳头沿着患者第三腰椎两旁的肌肉按摩背部。患者趴在床上，按摩者站在患者身体一侧，将自己的拳头松握，沿着患者腰椎一侧的肌肉由下到上缓慢进行滚动，上下往返摩擦，另一侧以相同方法滚擦。

敲按横突处

患者采取俯卧位，上半身挺直，肩部后张，按摩者双手握拳，以双拳指背着力，对准第三腰椎横突处轻轻敲打。开始时力道要轻柔，然后慢慢加重，敲打过程中会伴随酸胀感，所以要以自己能承受的力道进行敲打。

两指捏法

两指捏法具有舒筋通络、行气活血等作用，利用该方法对第三腰椎横突附近的肌肉进行放松，改善肌腱的挛缩。操作时，患者站立或俯卧，按摩者用拇指指腹和中指中节桡侧面相对用力，将肌肉提起，做一捏一放的动作。

滑擦腰背

患者采取俯卧位，按摩者站在患者身体的一侧，一手扶住患者腰部的健侧，另一手的手指并拢，然后上半身前倾，施加全身的力量于全掌在腰背部来回滑动摩擦。

椎间松筋的按摩法

本节所讲的椎间按摩能防治腰椎间盘突出症。临床医学证明，按摩疗法是防治腰椎间盘突出症的较好方法，也是传统防治方法之一，但在按摩时要注意根据患者病情发展的不同阶段，使用不同的按摩手法。

腰间推法

此方法用于腰椎间盘突出症的急性发作期，力道不能太重。患者俯卧，推拿者站在患者身体一侧，一手扶住患者的肩膀起固定作用，另一只手手臂伸直，用手掌根作用于疼痛部位，轻轻推按疼痛的腰椎周围。

肘压法

肘压法适用于腰三、腰四节段的椎间盘突出症患者。患者俯卧，推拿者位于患者一侧，一手臂屈肘，将肘尖放在患者腰三节段以上的位置，手臂上部垂直于患者的腰部，推拿者上身微倾，以适当的力量用肘尖按压疼痛部位。

腰椎按摩

患者采取俯卧位，全身放松，可用枕头分别垫在其胸部和骨盆下，推拿者双手叠加，用手掌心按压患者的腰椎部位，此时患者处于憋气状态，然后换气放松，反复进行5~10次。该方法用于腰椎间盘突出症患者的治疗期。

指揉法

本方法轻柔缓和、刺激小，适用于腰椎间盘突出症患者的缓解期，具有活血化瘀、舒筋活络、缓解痉挛等作用。患者俯卧，按摩者用拇指或食指、中指的指端或螺纹面垂直向疼痛部位进行按压，力道控制在可以承受的范围内。

脊椎松筋的按摩法

本节所讲的脊椎按摩主要可以预防腰椎骨质增生。腰椎骨质增生症在中老年人中比较常见，这是因为人体脊柱随着年龄的增长进行自我调节，在腰部扭伤、身体受冷等情况下就会导致腰椎骨质增生。使用按摩疗法的同时配以中药熏蒸，会使治疗效果更佳。

手掌按压法

患者俯卧，趴在床上，推拿者站立在患者身体一侧，双臂伸直，双手掌握住患者腰际两侧，拇指在上，双掌根着力于疼痛区域，然后上半身前倾，施加全身的力量于掌根进行按压，力道根据患者的承受能力来调整。

点按阳陵泉

阳陵泉穴位于人体膝盖斜下方，小腿外侧之腓骨小头稍前凹陷中，按压该穴对腰腿疼痛有很好的改善作用。患者仰卧，屈曲下肢，按摩者拇指对准穴位，其余四指托住小腿肚，用拇指指腹垂直按揉。

三指拿捏法

使用该方法时，患者采取俯卧位，推拿者用双手拇指指面顶住患者腰背部的皮肤，然后用食指和中指在前按压，三指同时用力提拿肌肤，双手交替向前移动。

腰椎按摩法

患者俯卧，双腿伸直，使腰椎伸展。推拿者站在患者身体一侧，一手放在患者疼痛侧的大腿根部，将腿部抬起，另一只手按在腰椎处，在抬起大腿的同时按压腰椎，反复施力，左右腿交替进行，不可用力过度。

关节松筋的按摩法

中老年人很容易患上腰椎骨关节病，这主要是因为骨关节会随着年龄的增长发生变化，所能承受的压力降低，再加上骨质增生、韧带松弛等原因，都会促使腰椎骨关节病的形成。

掌摩腰臀法

骶髂关节的损伤大多会同时带有腰臀部软组织的损伤，所以对其软组织的治疗也是治疗此病的方法之一。患者俯卧，双臂枕于头下，推拿者站于患者身体一侧，将一手手掌放在患者腰臀部，做有节律的环形摩动。

掌压环跳

患者俯卧，按摩者用手掌按住环跳穴，施力按压，力道控制在患者可以承受的范围内。本方法刺激范围广，力量拿捏方便，具有消积导滞、活血化瘀、消肿止痛、舒筋活络、缓解痉挛等作用。

俯卧摇腰法

该方法适用于腰椎不稳定、骨质增生、移位综合征患者。患者仰卧，推拿者站在患者身旁，用一只手握住患者两只脚踝，另一只手放在患者微屈的膝关节上，使患者抬起的双腿左右摇晃，以此活动腰部和髋部，重复10～20次。

屈曲加压法

上述动作无不良反应者可继续做此动作。患者仰卧，抬起健侧的腿，屈曲髋关节和膝关节。推拿者用一只手扶住患者抬高腿的踝关节，另一只手扶住患者的膝关节并旋转，然后用力按压膝关节后立即放松，反复10～20次。

腰肌松筋的按摩法

对腰肌的按摩可以有效地缓解棘上韧带损伤。该病症在很大程度上是由于突然负重扭伤腰部，或长期弯腰使腰部负担加重造成的，当棘突从韧带上撕裂或脱离的时候就会出现腰部及下肢的疼痛酸软，以按揉为主的按摩方法可以有效缓解此病症。

掌击法

通过对腰腿部的轻轻敲击，刺激棘上韧带，活血化瘀。患者可站立或取俯卧位，推拿者双手手指自然并拢，双臂伸直，用掌根部进行击打，掌击顺序是由上到下，由腰部到腿部，每个部位击打到皮肤发热为止。

按揉法

患者采取俯卧位，推拿者双臂伸直，一手扶住患者的肩部起固定作用，一手手指并拢，用手掌在腰背部疼痛部位轻缓地按揉。

按压委中

委中穴位于膝盖里侧中央，腘横纹中点，当股二头肌肌腱与半腱肌肌腱的中间，按压此穴对腰痛不能转侧有良好疗效。指压时，患者俯卧，按摩者用双手扣住膝盖，以左右手拇指来刺激，持续指压到肌肉舒展开来为止。

韧带伸展法

患者俯卧，头转向一侧，双上肢放在身体前侧。推拿者双手拇指抵住腰部，掌根部放在疼痛腰椎节段的两侧，双手对称地对腰椎部位柔和地施以压力，进行按压，随后立即松开，每次加压时较前次力度逐渐增加。

韧带松筋的按摩法

棘间韧带损伤有急性和慢性之分，通常情况下，急性多是因为腰部突然承受重力或暴力所造成的，这种情况下并不适合使用按摩疗法，所以这里介绍的手法主要适用于慢性棘间韧带损伤的患者。

棘间按摩法

患者俯卧，双手放在身体两侧。推拿者站在患者身旁，一只手手掌根部放在疼痛部位，另一只手掌压在该手掌之上，上身前倾，双臂伸直，双手掌缓慢向腰椎一侧施压。本法适宜医生操作，患者在家使用时要注意力道，遵循医嘱。

掌擦韧带法

患者采取俯卧位，全身放松，按摩者立于患者身体一侧，双臂伸直，双掌放在腰背部疼痛区域，拇指按住一点起固定作用，掌心微抬起，然后四指左右滑动，轻擦疼痛部位，直至皮肤发热，以放松腰背部的棘间韧带。

点揉肾俞

患者俯卧，按摩者双臂伸直，将双手拇指的指端放在肾俞穴上，上半身前倾，施加全身的力量于指端，用力点按该穴位，力道控制在患者有点疼但很舒服的状态，以松弛腰部紧绷的肌肉和韧带。

指揉腰阳关

患者采取俯卧位，双脚并拢，双膝伸直，按摩者将拇指指腹置于腰阳关上，拇指按顺时针方向不离开穴位进行画圈式的揉动，同时患者腰背保持挺直。左右手可交替进行。

膝盖松筋的按摩法

膝盖的疲劳可以通过他人或自己对膝盖周围的肌肉摩擦揉捏等方式来缓解。但是要注意有些情况是不能按摩的，如：膝盖本身在发痛，膝盖有肿胀或发热的情况，有积水或积血的浮肿现象，膝盖完全无法弯曲。

手掌摩擦膝盖周围

患者仰躺在床上，双腿伸直。按摩者用手掌包覆住整个膝盖，从膝盖下方向上方轻轻摩擦，约2分钟。

用拇指搓揉膝盖周围

患者躺在床上，膝盖微微弯曲。按摩者将拇指腹置于半月板和其周边骨头（大腿骨）之间，沿着半月板轻轻搓揉1分钟左右。注意用力一定要轻，否则可能会有压伤半月板的危险。拇指较粗大的人，可以用食指或中指按摩。

伸直下肢时的按揉

患者趴在床上，下肢伸直。按摩者用拇指指腹抵住膝窝内侧的肌肉，以轻微的力道，用画圆圈的方式慢慢按揉5～6次。膝盖外侧的肌肉也以同样的方式按摩。

弯曲膝盖时的揉捏

患者俯卧，膝盖弯曲，按摩者一手先扶握住患者脚背，另一只手抓起膝窝处的肌肉，静止大约5秒后放开，重复做5次。另外，患者还可以自己按摩膝盖，先坐在床上，膝盖弯曲，一只手放在小腿上固定，不要让膝盖摇动，另一只手的拇指或食指指腹以感觉舒服的力道按压半月板周边，按摩3～5分钟。

腿部肌肉松筋的按摩法

揉捏法是将揉和捏结合起来的一种方法，通过揉捏肌肉可提高肌肉的收缩力和柔软性。本方法主要针对下肢肌肉，平时多加操作，可以缓解下肢僵硬、消除下肢疲劳、改善下肢病症。

揉捏的方向

基本上，揉捏的方向是从远心端向近心端，但是需要用画圆圈的方式来揉捏。以被按的人不会感觉到疼痛的力道，在舒服的范围内大力揉捏，适用于四肢及腰背部的软组织损伤。

揉捏的方法

用整个手心揉捏：这是按摩较大块的肌肉时所用的手法，如大腿部位。用两根手指揉捏，即用拇指和食指揉捏，适用于手指或脚等细长部位的按摩。

揉捏法缓解大腿疲劳

先用双手拇指指腹用力揉大腿后侧，越接近臀部，肌肉就越大越厚，所以按摩膝窝时要轻一点、快一点，接近臀部时要重一点、慢一点。大腿外侧和内侧分开揉捏，各按摩2次；再用手揉捏大腿前侧：一手置于大腿上方，把肌肉和骨头分开拉提揉捏，不只是表层肌肉，连深层肌肉也一起慢慢地拉提揉捏。

揉捏法缓解小腿疲劳

先揉捏小腿后侧：弯曲膝盖，按摩者一手握住脚掌，一手用拇指揉捏小腿后侧，从脚踝到膝盖做螺旋式推进。揉捏5次之后，用轻擦法按摩1次，重复4～5次。

再揉捏小腿前侧：按摩者一手按住脚背，一手拇指、食指相对，并放在小腿上，从脚踝向膝盖方向揉捏，每个部位揉捏2～3次。在靠近膝盖的过程中，力道逐渐增强，速度逐渐放缓。

04 中医八段锦养生练习操

八段锦健身的原理，主要是通过疏通经络、调和气血、调理脏腑来达到健身、治病的目的。注重全身锻炼，并强调松紧结合、动静结合，有助于加强周身的血液循环，缓解局部肌肉的紧张状态。其运动强度和动作的编排次序符合运动学和生理学的规律，属于典型的有氧运动，可改善心肺功能、调节精神紧张状态，疏通经络、畅通气血。

预备式

预备式能宁静心神、调整呼吸、内安五脏、端正身形，从精神与肢体上做好练功前的准备。

步骤1：两脚并步站立，两手自然下垂于体侧，立身中正；目视前方。

步骤2：左脚向左开步，双脚与肩同宽；目视前方。

步骤3：两臂内旋向两侧摆起，与髋同高，掌心向后；目视前方。

步骤4：接上动作，两膝关节稍屈，敛臀；同时两掌外旋，两手向前合抱于腹前，与脐同高，掌心向内，两掌手指间距约10厘米；目视前方。

第一式：两手托天理三焦

第一式通过对胸腹部的牵拉，可以按摩脏腑、调理三焦。同时可牵拉上肢内侧的手少阴心经、手厥阴心包经、手太阴肺经，从而达到对心、心包、肺等脏腑及其所属经脉的刺激，促使经气运行。还可以充分拉长躯干与上肢各关节周围的肌肉、韧带及关节软组织，使其伸展性增加，提高关节的灵活性，对防治肩部疾患具有良好的作用，有利于预防颈椎病。

步骤1：两臂外旋微下落，掌心向上，两掌五指分开在腹前交叉；目视前方。

步骤2：两腿挺膝伸直，起身成直立状态；同时两掌上托于胸前；目视前方。

步骤3：两臂内旋向斜上方托起（约额上75°位置），掌心朝向斜上方；抬头，目视两掌。

步骤4：两臂继续上托，肘关节伸直（尽可能使手臂与身体保持平直）；同时下颌内收，动作略停，力达两掌掌根；目视前方。

步骤5：十指在头顶慢慢分开；目视前方。

步骤6：身体重心缓缓下降，微屈双膝；同时两臂分别向身体两侧下落，两掌捧于腹前，掌心向上；目视前方。

"两手托天理三焦"上托、下落为1次，重复练习6次。

第二式：左右开弓似射雕

第二式展肩扩胸做开弓姿势时，可刺激督脉和背俞穴；同时刺激手三阴三阳经（手太阴肺经、手厥阴心包经、手少阴心经、手太阳小肠经、手阳明大肠经、手少阳三焦经）等，畅通经脉之气。能有效地发展上下肢肌肉力量，提高平衡和协调能力；可以矫正一些不良姿势，如驼背及肩内收等，有利于预防肩、颈疾病。

步骤1：开步站立，双手掌心向上。

步骤2：重心平移向右腿，左脚向左开步站立，两膝关节自然伸直；同时，两掌向上交叉于胸前，手腕相叠，左掌在外，两掌心向内；目视前方。

步骤3：右掌屈指成勾弦掌；左掌成八字掌，目视左前方。（八字掌：中指、无名指、小指的第一、第二关节卷曲，食指、拇指伸开，虎口撑开。勾弦掌：四指的第一、第二关节卷曲，拇指按于食指上方。）

步骤4：两腿屈膝半蹲成马步；同时右手勾弦掌向右拉至肩前，左臂内旋，八字掌向左推出，与肩同高，坐腕立掌，掌心向左，犹如拉弓射箭之势，动作略停；目视左手掌前方。

221

步骤5：重心右移，成右侧弓步；同时右手五指伸开成掌，向上、向右画弧，至与右肩同高，指尖向上，掌心斜向前；左手五指伸开成掌，掌心斜向前；目视右掌。

步骤6：重心继续向右移至右脚，左脚回收成并步站立；同时两掌分别由两侧下落至身体两侧；目视前方。

步骤7：接右侧开弓射雕式，重心平移向左腿，右脚向右开步站立，两膝关节自然伸直；同时两掌向上交叉于胸前，手腕相叠，右掌在外，两掌心向内；目视前方。

步骤8：右掌屈指成八字掌，左掌成勾弦掌；目视右前方。

步骤9：两腿屈膝半蹲成马步；同时左手勾弦掌向左拉至肩前，右臂内旋，八字掌向右推出，与肩同高，坐腕立掌，掌心向右，犹如拉弓射箭之势，动作略停；目视右手掌前方。

步骤10：重心左移，成左侧弓步；同时左手五指伸开成掌，向上、向左画弧，至与左肩同高，指尖向上，掌心斜向前；右手五指伸开成掌，掌心斜向前；目视左掌。

步骤11：重心继续向左移至左脚，右脚回收成并步站立；同时两掌分别由两侧下落至身体两侧；目视前方。

步骤12：最后一个右侧开弓射雕式完成后，收半步成开步微屈膝站立；两掌落至小腹前，指尖相对，成抱桩姿势；目视前方。

"左右开弓似射雕"一左一右为1次，共练习3次。

第三式：调理脾胃须单举

第三式通过两掌上下对撑，对脊柱起到静力牵张作用，动作时一松一紧挤压腹腔，对脾、胃、中焦、肝、胆起到按摩的作用，促进胆汁、胃液的分泌。可使上肢和肩胛关节及肌肉群、脊柱内各椎骨间的小关节及肌肉得到锻炼，从而增强脊柱的灵活性与稳定性，矫正身姿，有利于预防和治疗肩颈疾病。

步骤1：成开步站立，双手掌心相对。

步骤2：两腿缓缓挺膝伸直，起身成直立；同时两手掌微向上抱，指尖相对；目视前方。

步骤3：左掌上托，微微外旋于胸上方；右掌微上托，外旋反掌，掌心向下于右腰侧前；目视前方。

步骤4：吸气时，左手掌继续外旋经面前反掌上举至头左上方，臂微屈，掌心向上，指尖向右；右掌下按至右髋旁，掌心向下，指尖向前；左掌上举，右掌下按，收腹舒胸，屏气，动作略停；目视前方。

步骤5：左臂经左肩前方自然下落；胸腹放松，气向下顺；目视前方。

步骤6：松腰沉髋，微屈膝，重心缓缓下降；同时左臂外旋下落收抱于腹前，掌心向上；右臂外旋，右掌向上捧于腹前，掌心向上；两掌指尖相对，相距约10厘米；目视前方。

步骤7：两腿缓缓挺膝伸直，起身成直立；同时两手掌微向上抱，指尖相对；目视前方。

步骤8：右掌上托，微微外旋于胸上方；左掌微上托，外旋反掌，掌心向下于左腰侧前；目视前方。

步骤9：吸气，右手掌继续外旋经面前反掌上举至头右上方，臂微屈，掌心向上，指尖向左；左掌下按至左髋旁，掌心向下，指尖向前；右掌上举，左掌下按，收腹舒胸，屏气，动作略停；目视前方。

步骤10：右臂经右肩前方自然下落；胸腹放松，气向下顺；目视前方。

步骤11：松腰沉髋，微屈膝，重心缓缓下降；同时右臂外旋下落收抱于腹前，掌心向上；左臂外旋，左掌向上捧于腹前，掌心向上；两掌指尖相对，相距约10厘米；目视前方。

"调理脾胃须单举"一左一右为1次，共练习3次。

第四式：摇头摆尾去心火

心火，即心热火旺的病症，属阳热内盛的病机。两腿下蹲，摆动尾间，可刺激脊柱、督脉、足少阴肾经、膀胱经；摇头可刺激膀胱经与大椎穴，有疏经泄热的作用，有助于去除心火。在摇头摆尾的过程中，可使整个脊柱肌群参与收缩，既增加了颈、腰、髋的关节灵活性，又发展了该部位的肌力。能使腹腔内脏得到挤压按摩，使其功能得到改善，还可以加快食物残渣的排出，有利于预防便秘和痔疮。尾闾位于脊椎骨的最下段，上连骶骨，下端游离，集聚了大量神经组织，摇摆尾闾也就是刺激神经系统，使身心愉悦，舒心解郁，身体机能增强。本式采用马步，可大大加强腿部肌肉力量练习，强腿力，固腰膝。

步骤1：开步站立，双手掌心向下。

步骤2：重心向左腿平移，右脚向右开步站立；同时两掌内旋抱掌于腹前，屈肘，掌心向上，手指相对；目视前方。

步骤3：两腿蹬直；同时两掌外旋上托至头上方，肘微屈，掌心向上，手指相对，抬头；目视两掌。

步骤4：两腿屈膝半蹲成马步；同时两臂向两侧下落，两掌扶于膝关节上方大腿内侧，肘微屈，拇指向身体内侧；目视前方。

步骤5：微伸膝，重心向上稍升起；目视前方。

步骤6：重心右移，上体向右侧倾、俯身；目视右脚。

步骤7：重心左移，略含胸；同时上体由右向前、向左旋转；目视左脚。

步骤8：重心右移成马步，尾闾从右向前、向左、向后摇摆；同时头向后摇，上体立起，抬头；目视上方。

步骤9：微屈膝下蹲成马步，尾闾从后向前卷曲（敛臀）；随之下颌微收，头回正；目视前方。

步骤10：微伸膝，重心向上稍升起；目视前方。

步骤11：重心左移，上体向左侧倾、俯身；目视左脚。

步骤12：重心右移，略含胸；同时，上体由左向前、向右旋转；目视右脚。

步骤13：重心左移成马步，尾闾从左向前、向右、向后摇摆；同时头向后摇，上体立起，抬头；目视上方。

步骤14：微屈膝下蹲成马步，尾闾从后向前卷曲（敛臀）；随之下颌微收，头回正；目视前方。

步骤15：随后松腰沉髋，微屈膝，重心缓缓下降；同时两臂屈肘，两掌经胸前下按至腹前，掌心向下，指尖相对；目视前方。

"摇头摆尾去心火"左绕1圈再右绕1圈为1次，共练习3次。做完3次后，重心移向左腿，右脚回收半步成开步站立，与肩同宽；同时两臂经两侧上举，两掌心相对；抬头，目视前上方。

第五式：五劳七伤往后瞧

"五劳"指心、肝、脾、肺、肾，"七伤"指喜、怒、悲、忧、恐、惊、思。往后瞧的转头动作可以刺激颈部大椎穴，达到防治五劳七伤的目的。可增加颈部及肩关节周围参与运动肌群的收缩力，增加颈部运动幅度，活动眼肌，预防眼肌疲劳和肩颈及背部疾患，改善颈部及脑部血液循环，有助于解除中枢神经系统的疲劳，增进和改善其功能。

步骤1：开步站立，双手掌心向下。

步骤2：两腿挺膝伸直，起身成直立；目视前方。

步骤3：吸气收腹，两掌小指领劲外旋，牵引手臂伸直，扩胸展臂，掌心向外；头向左后转，屏气，动作略停；目视左斜后方。

步骤4：呼气，松腰沉髋，微屈膝，重心缓缓下降，气沉丹田；同时两臂内旋按于髋旁，掌心向下，指尖向前，头转正；目视前方。

步骤5：两腿挺膝伸直，起身成直立；目视前方。

步骤6：吸气收腹，两掌小指领劲外旋，牵引手臂伸直，扩胸展臂，掌心向外；头向右后转，屏气，动作略停。目视右斜后方。

步骤7：呼气，松腰沉髋，微屈膝，重心缓缓下降，气沉丹田；同时两臂内旋按于髋旁，掌心向下，指尖向前，头转正；目视前方。

"五劳七伤往后瞧"左瞧再右瞧为1次，共练习3次。

第六式：两手攀足固肾腰

第六式通过大幅度前屈后伸可刺激脊柱、督脉、膀胱经、背、腰、膝，以及命门、阳关、委中等穴，达到固肾壮腰的目的。通过脊柱大幅度的前屈后伸，可有效发展躯干前、后伸屈，也可增强脊柱肌群的力量与伸展性，同时对下肢后群肌肉的伸展性也有明显作用。

这一式的动作幅度最大，伸展性强，其重点动作是起身时要以臂带身，要求两臂向前伸，体会那种把身体拉起来的感觉，如此反复练习。

步骤1：两掌外摆，指尖向前；目视前方。

步骤2：两腿挺膝伸直站立；两手指尖领劲，使两臂向前伸，肘关节伸直，掌心向下；目视前方。

步骤3：两臂上举，掌心向前；目视前方。

步骤4：两臂外旋至掌心相对；目视前方。

步骤5：屈肘，两掌下按于胸前，掌心向下，指尖相对；目视前方。

步骤6：两臂外旋，两掌心向上，随之两掌手指顺腋下后插；目视前方。

步骤7：两掌心向内沿脊柱两侧向下摩运（用手摸着运行）至后腰（即肾俞穴）；目视前方。

步骤8：两臂放松，两掌心继续向下摩运至臀部，随之上体前俯；目视前下方。

步骤9：两掌继续沿腿后向下摩运至脚后跟，抬头；目视下方。

步骤10：两手指尖经脚两侧置于脚尖，抬头；目视下方。

步骤11：呼气，下按两掌于脚面上；背挺直下压，抬头，动作略停；目视下方。

步骤12：两掌手指尖领劲沿地面前伸，臀部向后坐，使两手臂与后背成一个平面，顶头，下颌微内收；目视下方。

步骤13：随之以腰力带动手臂与上体一起挺立，两臂伸直上举，掌心向前，指尖领劲不松懈；目视前方。

"两手攀足固肾腰"每起身上举为1次，重复练习6次。

第七式：攒拳怒目增气力

肝主筋，肝开窍于目，怒目瞪眼可刺激肝经，有疏肝益肝、益睛明目的作用。两腿下蹲十趾抓地、双手攒拳、旋腕、手指逐节强力抓握，可刺激手足三阴三阳十二经脉和脊柱督脉与膀胱经背俞穴。同时可使全身肌肉、筋脉受到静力牵张刺激，长期锻炼可使全身筋肉结实有力、气力大增。

步骤1：重心移向右腿，左脚向左开步，两腿屈膝半蹲成马步；同时两掌下落变拳抱于腰侧，拇指在内，拳眼向上；目视前方。

步骤2：向右转腰，左拳缓慢用力向前冲出，与肩同高，拳眼向上；瞪目视左拳。

步骤3：左臂内旋，左拳变掌，虎口向下；瞪目视左掌。

步骤4：左臂外旋，肘关节微屈，同时左掌向左缠绕，变掌心向上后握固；瞪目视左拳。（握固：拇指压在无名指的内侧，其余四指紧握。）

步骤5：松腰回转；屈肘，回收左拳，拳眼向上；随拳回收放松，目视亦松。

步骤6：接上动，收左拳贴于左腰侧；腰向左转，出右拳；随出右拳，眼视右拳。

步骤7：向左转腰，右拳缓慢用力向前冲出，与肩同高，拳眼向上；瞪目

右臂内旋，右拳变掌，虎口向下；瞪目视右掌。

右臂外旋，肘关节微屈，同时右掌向右缠绕，变掌心向上后握

回转；屈肘，回收右拳，拳眼向上；随拳回收放松，目视

马步；同时右拳收至右腰侧；目视前方。

左冲拳再右冲拳为1次，共练习3次。完成3次后，重

步站立；同时，两拳变掌，垂于体侧；目视前方。

第八式：背后七颠百病消

颠足可刺激脊柱与督脉，使全身脏腑经络气血通畅，阴阳平衡。可发展小腿后群肌力，拉长足底肌肉、韧带，提高人体的平衡能力。落地震动可轻度刺激下肢及脊柱各关节，并使全身肌肉得到很好的放松复位，有助于肌肉代谢产物的排出，解除肌肉紧张。

步骤1：并步站立，双手自然垂在身体两侧。

步骤2：两脚跟提起，头上顶，动作略停；目视前方。

步骤3：两脚跟下落，轻震地面；目视前方。

"背后七颠百病消"一起一落为1次，共练习7次。

收势

收势气息归元，整理肢体，放松肌肉，愉悦心情，进一步巩固练功果，使血液循环与代谢水平进一步降低，逐渐恢复到练功前安静时

收势1：两臂内旋，向两侧摆起，与髋同高，掌心向后；

收势2：两臂微屈肘，将两掌相叠于腹部丹田处（男手在内）；目视前方。

收势3：两臂自然下落垂于体侧，两掌